打針吃藥，不如每天睡個好覺！
怎樣睡才能充滿活力、怎樣睡能神采奕奕！

# 怎樣睡最健康

張明玉　主編

# 關於本書

一個人，一天到底要睡多久，微軟的蓋茲是7小時，蘋果的庫克也是7小時，股神巴菲特、亞馬遜的貝佐斯，還有哈芬登郵報的創辦人雅莉安娜都是要睡8小時，就連狂妄的馬斯克也要睡6小時，只有煮菜的廚神高登和作總統夢的川普是3個小時的信徒。

有人說，人生三分之一都在睡眠中度過。不過，也有人沒那麼幸運，對睡不好或失眠者而言，只能呆呆的望著天花板說，金錢可以買張好床，但不能買到好睡眠……

古希臘的詩人荷馬說：「所謂睡眠，就是一旦閉上眼睛，不論善惡一切都可忘！」

法國大哲學家、思想家伏爾泰也說：「上帝是爲了補償人間諸般煩惱，才給了我們希望和睡眠。」

由此可見，睡眠對人的重要性。打個比方，睡眠就像車子進入了加油站，加滿油之後，又可以很神氣噗噗的出發了！

車子如果不加油，就只能動彈不得了。中醫師強調說，藥補不如食補，食補不如睡補。可見睡眠不僅是身理調節，也是身體健康最重要的一環。

《睡眠革命》中說：「一個眞正厲害的人，會主動控制自己生活的節奏，提高自己的睡眠EQ，如此才能永遠以積極的心態應對工作和生活的挑戰。」

人活著，最怕的是日夜顚倒，渾渾噩噩。生活若是荒蕪了，靈魂也會跟著乾涸。人只有控制好自己的睡眠，才能控制好自己的人生。

培根說過：「健康的身體是靈魂的客廳，有病的身體則是靈魂的囚牢。」

叔本華說：「人類所能犯的最大錯誤，就是拿健康來換取其他身外之物。」

如果生命是一場旅行，那麼睡眠就是讓你好好休息後，讓你煥然一新，有更好的心情和更充沛的體力去觀賞更美的風景。

「睡前放空一切，醒來萬事可期。」

——好好睡覺，就是愛自己最好的方式。

# 前言

美國聖地牙哥的醫學中心曾經做過一份報告。

他們在六年之中，以職業軍人爲追蹤調查的對象，發現「所有晚上睡不好的軍人，幾乎都是仕途不順，沒有調職升遷機會的人。」

在美國還另外有一個類似的調查，是在休士頓進行的，結果發現「失眠的人之中，有許多是離婚者、王老五，以及租房子的人等等。」

這些人的收入和社會地位，都和他們的睡覺時間一樣少。

也就是說，睡覺的時間越少，出人頭地的機會也就越少，反之，睡得越香甜的人，越有可能成爲社會精英，獲得高尚的社會地位，並且賺取更多的錢。

當然，我們也可以換一種角度來看——正是因爲社會地位、家庭環境都十分良好，所以身心愉快才能睡得好。

以經驗法則來判斷的話，睡眠狀況越糟的人，越容易錯失人生的良機，也就是說，失眠的壓力會造成工作及家庭等方面的不幸！因此，了解「怎樣睡好覺」是現代人必須重視的一門功課。

有一對中年夫婦，丈夫在一間馬馬虎虎的公司工作，領一份馬馬虎虎的薪水。但從某一次開始，丈夫因為工作壓力而得了失眠症，然後又為了克服失眠症而開始喝酒。當然，這時候夫妻之間的生活，也開始疏遠了。因為酒精會讓男人不舉，尤其是長期酗酒的人，大都是軟叭叭的「不舉之男」。

在這種情況下，男方唯一能獲得抒解的方法，便是喝更多的酒來逃避房事。妻子對丈夫感到十分失望，因此便提出了離婚的要求，丈夫因為離婚更加沈淪於酒精之中，結果工作一落千丈，被公司降職。因為這些不愉快，他的失眠症更加嚴重……

——這樣的故事，其實天天發生在社會中的每個角落。

仔細觀察你的四周，一定也能發現一、二個這樣典型的例子。

順便一提，現代社會幾乎每五個人中就有一個人患了失眠症，其中又有半數嚴重到需要治療的程度，另外根據資料顯示，平均每一百個人中，就有一個人晚上必須服用安眠藥才能入睡。

那麼，到底是什麼原因造成這麼多人失眠的呢？

原因雖然很多，但最主要的就是「壓力」，因為壓力無法排解而形成了失眠症。

# 前言

因為睡不好，疲勞與壓力更加無法消除，心情也就更加煩躁。煩躁在平時表現出來，當然會影響到工作，工作一旦受到影響，心情就會更加煩躁，壓力也就更大，最後便成為嚴重的失眠症。

因為長期的煩躁使神經緊繃，造成性慾低落，夫妻生活不愉快、這種心情又會使夫妻雙方更加煩躁，形成可怕的「惡性循環」。

會造成這種情形的產生，便是因為人們忽視了「睡眠」的重要性，才造成這種悲劇，就像是掉進了壓力的圈套似的，其實這不完全是自己的錯，也很可憐，雖然自己仍汲汲營營的努力工作，但是就因為這一點點的不正常，便走上了不幸的道路……

因此，本書要介紹大家一個很簡單就能消除壓力，睡得好的健康法。

另外還有一點，我深深覺得，隨著疲勞的男人日漸增加、性能力降低的男人也日漸增加。心理上的陽痿、勃起不全、半途而廢、早洩、遲洩……

在這些病例中，甚至有人才三十多歲或四十多歲就喪失了性慾，或是在如此壯年，卻僅僅每個月才有一次性生活，不過，這種情形還算是好的了，有人一年也不過二、三次罷了，所謂「喪失性慾」其實代表了性功能衰弱、疲勞、積存壓力……等危險狀況，並不是件好事。

即使不必說得這麼糟，但是以性機能和環境而言，三十多歲、四十歲應當正值性生活充實的時期，而且也已生下子女並撫養到了一定的年紀，正是夫妻能充分享受性生活的甜蜜時期，應該藉著這段愉快的時光，爲老年時的夫妻感情打下良好的基礎，如果在這個年紀就有性方面的問題，那可是相當遺憾，但這樣的人卻越來越多……

因此，我衷心希望這些人都能學習這種「裸睡健康法」。

因爲這個健康法，不但對這些人有很大的幫助，而且十分簡單，人人可做！

這個方法可以一邊睡覺，一邊進行，不但能睡得好、消除壓力，而且同時可以恢復因爲疲勞和壓力而逐日降低的性功能。

CONTENTS
怎樣睡最健康

第1章

# 睡得舒服，恢復精力

# 第2章 了解自己承受了多少壓力



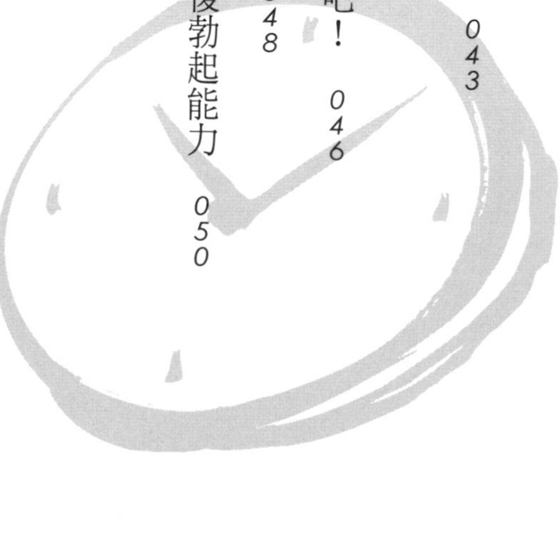

# 第3章 男性裸睡健康法

## 第4章

# 女性裸睡健康法



## 第5章

# 「裸睡健康法」使家人更親近

# 第1章

# 睡得舒服，恢復精力

## ——任何人都做得到的裸睡健康法

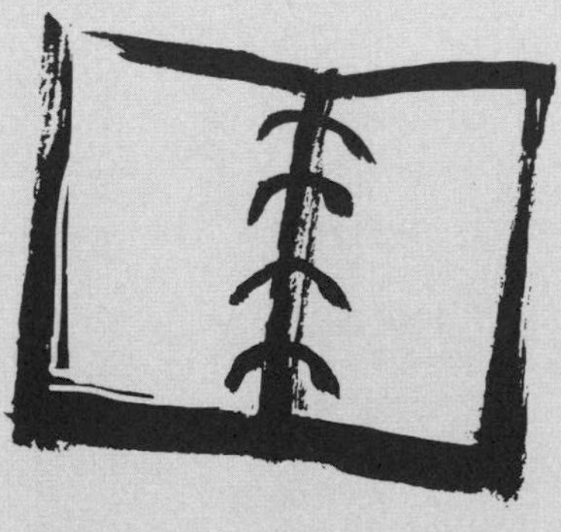

## 告訴你一個能睡得舒服的祕訣

這是一位三十七歲家庭主婦的心聲——

我們夫婦的生活在各方面都算得上健康，前陣子丈夫被調到外地去工作，夫妻之間的關係便開始有點疏遠了。

他愛喝酒，每次回家總是說他很累，然後就喝了酒上床睡覺，這似乎已成了習慣。因爲他很少回家，每次他打電話說要回來時，我便會性慾大增，原本34A罩杯的胸圍，就變成36B罩杯，等他回來時，我見到他的臉，乳房又會更脹大。

自從他實行健康法之後，每次回來我都會限制他喝酒，以前總要喝上半瓶的他，現在卻喝得很少，不過性慾卻增強了很多，回來的時間裏，他每天都會向我要求，現在我已經難以應付了，最近只好要求他穿著內褲睡覺。

另外，再介紹一個男性的案例——

他是一位三十三歲的上班族，因爲自律神經失調而患了失眠症，一整夜都難以安然入眠，總是覺得身體疲勞，早上起床時也覺得不舒服，實行健康法之後，因爲總是只穿內衣睡覺，他三歲的女兒說：「爸爸，你的屁屁露出來了，羞羞！」

聰明的人在看過這兩個案例之後，應該已經知道我要提倡的「裸睡健康法」究竟是怎麼一回事了。

沒錯，就是睡覺時裸露下身，這個方法對健康助益良多。

第一個案例中的主婦是因爲自己實行了這個方法，乳房日漸腫脹，而且不知爲何性慾高漲，一聽到調職到外地的丈夫要回來，心就會跳得很厲害。

因爲丈夫在外地工作的疲累，對性方面也顯得冷淡！所以她就讓丈夫脫褲子睡覺，丈夫的性慾提高，酒也喝得很少了，夫妻生活更加美滿有勁！妻子甚至覺得招架不住了，你聽了，是覺得羨慕、還是奇怪呢？

第二個案例中的男性有失眠的傾向，但是自從實行這個方法後，不但睡得好，醒來時也覺得清爽，所以即使小女兒嘲笑他，他也沒有因此改變習慣。

沒錯，這個健康法便是「裸露下身睡覺」，這是唯一能使你眞正睡得安穩的方法。

當你讀到這裏，知道我要提倡的就是「脫褲子睡覺」罷了，可能會覺得失望，甚至有些人可能覺得生氣。

「既然是要我們脫褲子睡覺，幹嘛不直截了當的說，還要故弄玄虛！」

其實我原也想直說，脫褲子就脫褲子嘛！有什麼不好說的呢？

只是，問題的重點並非如此。

事實上，裸露下半身的裸睡健康法，確實不同凡響。

正因爲名稱簡略，才容易受到輕視，人們總會說：「喔！這個方法就是說，脫掉褲子睡覺就能健康嘛！沒內容！」

使得這個方法才剛受到注意，就已經被認爲是「過時」的健康法了。

世人原本便對各種健康法，早就有喜新厭舊的傾向。

人們聽到這個方法時，往往會說：「原來還有這種健康法。」

因爲名稱的關係，反而使很多人無緣了解這個健康法的好處。

但是很不幸的，我們這個時代失眠的人好像比以前還多。

最近罹患失眠症、睡眠障礙的人數，以及自律神經失調的人、疲勞的人、性功能低落的人、男性功能不全的人、不孕症的人……皆大幅增加。

這些症狀都要實行本書介紹的健康法才能改善，如果因爲名稱而排斥去嘗試，站在醫生的立場而言，我覺得很可惜。而且，男性比女性更爲需要。

我認爲男性需要嘗試，而且應該使這個人人可行的健康法再度風行，因此，我便將名稱定爲「裸睡健康法」。

男女兩性都會疲勞，而男性卻更爲嚴重，我指的不是可以消除的生理疲勞，而是使人憔悴的那種精疲力盡，這種疲勞造成許多家庭、社會的悲劇。

爲了防止這種悲劇，而又人人做得到的健康法到底是什麼呢？

就是——「裸睡健康法」。

這個名稱的意思便是：脫下褲子睡覺，越睡越健康，而且能讓你從疲勞和壓力當中獲得解放出來，讓你煥然一新。

當然，這個方法並非只是換湯不換藥，而且內容也更為充實了，我們將會提供許多資料，包括自我進行的壓力診斷，以及如何克服男性更年期障礙的方法等等。

別的道理不說，光說想睡個好覺，脫褲子睡覺就是千年不改的基本原則。不過，如果你想略微試驗一下這個方法的效用，只要三天，都一絲不掛的上床睡覺，必知其效，希望你能從嘗試開始，了解這個健康法的好處。

## 拾回往日雄風

人只要疲勞便會失去「性趣」，這是人人都知道的事實。

性行為也需要消耗相當的體力，而且也需要集中精神，更何況，妻子是已經熟悉的伴侶，原本便較無新鮮感，如果累了，更加提不起性慾，可就眞的很無趣了。

但是，稍微多想想，難道美滿的性生活眞的難以維持長久嗎？你難道眞願意如此？

我想沒有人喜歡這種情況，一般人總以為「只要想做，什麼人都能有性行為啊！」

那麼，你就錯了！

有位年近四十歲的男性，由妻子陪同來看我，他是體育系畢業的，身體十分健壯，看來也沒什麼地方不對勁，但一問之下，他才表示：「我對自己沒有信心。」

原先他們夫妻性生活相當正常，但後來因爲工作太忙碌，有很長一段時間都沒有性生活，之後，性能力便出了問題。

也許是因爲有壓力吧！但每次總是中途就軟了下來，而無法再勃起，二、三次之後，他更加失去自信，如今對性行爲則完全裹足不前。

患者因爲聽說我提倡裸露下半身睡覺，覺得很有趣，既然他們有興趣，我便指導他們開始實行，結果效果非常好。

他的症狀仍屬輕微，只不過剛開始對自己失去自信罷了，不過，最根本的原因仍然是壓力，我指導他們夫婦應如何溝通，聽說他以前都穿著內褲和睡衣睡覺，換了別人一樣也喘不過氣來，實行裸睡健康法之後，他果然像是個體育系的人一般，看來又魁梧又有朝氣。

自從脫掉褲子睡覺以後，他不但睡得安穩，性慾也漸漸恢復，沒有多久，又回到往日的雄風了。

# 別小看了內褲

我在尚未成為醫生之前，便從不穿內褲睡覺，因為我覺得沒有必要。當了醫生之後，我認為站在醫學的角度而言，這是十分正確的，甚至以為這方面的常識，應該是人人都知道的。

有一天，我在電台節目中提到裸露下身睡覺，其中談到：「至少在睡覺前一定要將內褲脫掉，這樣才有益健康。」想不到聽眾們熱烈地回響。

老實說，在當時我還真嚇了一跳，因為我從來不知道原來大部分的人都是穿內褲睡覺的，因為在醫學上而言，這是很簡單的常識，所以我以為大家晚上都不會穿著內褲睡覺才對。

也許，這正是身為醫生的盲點吧！我自己知道，便以為大眾都知道了。

從健康的角度而言，穿內褲睡覺不但會造成壓力，而且容易導致疾病，如果我不設法改善這種情況，便有負身為醫生的良心。因此，我喜歡大家稱我為「內褲醫生」，並且決定要教育大眾晚上睡覺不要穿內褲。

究竟，穿著內褲睡覺到底有什麼壞處呢？

# 為何要裸露下身？

我提出七點內褲造成的害處，當然，這些都是以醫學爲根據的。

**（1）睡眠的目的是要節約能量，但穿著內褲會造成能量的無謂浪費。**

任何生物睡眠時最重要的目的都是爲了要恢復體力，所以睡覺時絕不會浪費能量。因此，所有生物睡眠時都會採取最舒適的姿勢，以避免不必要的消耗能量。

如果穿著內褲睡覺，就會形成能量無謂的浪費。

原因是，穿著內褲會遮蓋住某一部分的皮膚，妨礙了皮膚的呼吸，而沒有被遮蓋的部分，皮膚就會消耗掉更多的能量來幫助呼吸。

睡眠時，所有肌膚都收到相同的排汗指令（通常每天夜裏共會排汗200cc），如果穿著緊身的內褲，則被壓迫的那一部分肌膚排汗的功能就受到壓抑，而其他部分的肌膚就必須要調整排汗量，因此會消耗更多的能量。

翻身時，因爲摩擦所消耗的能量也不容忽視。

例如，睡覺時如果穿了內褲又穿上睡衣，翻身的時候，皮膚和內褲之間、內褲和睡衣之間，以及睡衣和寢具之間各自都要消耗摩擦力，如果裸睡，唯一消耗的就只有皮膚和寢具之間的摩擦力而已！

也許有人認爲，摩擦力只會消耗非常少的能量，根本微不足道，哪有那麼嚴重呢？其實，人睡覺時一個晚上平均會翻身好幾十次，總共消耗掉的能量是不容忽視的，這應該很容易理解。

**（2）穿內褲睡覺，皮膚溫度會下降**。

也許你聽了會覺得匪夷所思，不過穿內褲睡覺眞的反而會使皮膚溫度下降。原因如下：自然的睡眠狀態中，身體的肌肉應該會放鬆，因此血管也會放鬆而擴張（睡覺時血壓較低便是明證），而血液的循環便十分順暢，皮膚的溫度上升，如果你穿著內褲的話，內褲的鬆緊帶會壓迫到血管，使血液循環不良。

如此一來，皮膚的溫度就下降了。

**（3）呼吸、脈搏都加快**。

自然的睡眠狀態中，呼吸和脈搏都會減慢，而穿著內褲睡覺時，卻會因爲（2）所提到的原因而造成體溫下降，如此一來，身體的調節功能便開始發生作用，試圖將被降低的體溫再重新回升，這個時候，人體便需要更多的氧氣，因此呼吸和脈搏都會加快。

**（4）內部失去通氣性，有礙皮膚呼吸**。

前面已經提過：任何人在睡眠時都會排汗，平均每晚會排出一杯汗，那麼，這些汗都到哪裏去了？

如果只穿著內褲，這些汗便由內褲和寢具而吸收，如果又穿了睡衣，便是由睡衣和內褲一起吸收。

那麼汗會很快蒸發掉嗎？答案是不會。

因蓋了被子，水分不是那麼容易就蒸發掉的。

也就是說，一整夜裏，內褲都處於微型的潮溼狀態中。

這時通氣性就產生了問題，吸了水分的內褲，通氣性當然不好，而穿著通氣性不好的內褲，就會阻礙了皮膚的呼吸作用。

打個比方，這種情形就有如用潮溼的報紙覆蓋住皮膚一般，皮膚便沒有辦法呼吸。

**（5）缺乏氧氣的部位容易滋生細菌。**

潮溼而不透氣的地方，就成了雜菌聚集的場所，會發生什麼情況就可想而知了。

內褲覆蓋的部位包括了排尿和排便的器官，附著在內褲或皮膚上的細菌，只要有適當的溫度和溼度，就會開始進行繁殖。

**（6）會抑制身體的產熱作用，妨礙新陳代謝。**

睡眠時，身體會有產熱作用，而暴露在空氣中的皮膚則負責吸收氧氣，體溫上升時就會以排汗作用來調節，在各臟器的協助下，體內會進行活潑的新陳代謝。

新陳代謝越活潑，身體就越健康，但是如果穿上了內褲或衣服睡覺時，身體和空氣接觸的部位就會減少，產熱作用便會被抑制，結果妨礙了新陳代謝。

**（7）身體反而更疲勞**

如果你捏住一個正在睡覺的人的鼻子，他會下意識的把你的手撥開，同樣的道理，穿著內褲或睡衣睡覺，睡眠中也會有無意識的舉動。

內褲或睡衣大部分都有鬆緊帶，鬆緊帶會使身體產生不適感，如果鬆緊帶深深陷入皮膚中，身體在移動時甚至會覺得痛。

有些人的肌膚被鬆緊帶勒住的地方發生潰爛，也使得腰部十分不舒服。

不舒服時，人的反射動作便是去撥弄鬆緊帶，希望能消除這種不適感，肢體便會開始無意識的動作，而這些動作也會消耗無謂的能量。

## 穿內褲睡覺會降低男性的性能力

以上所介紹的是穿著內褲、睡衣睡覺會造成的不良影響，其實除了這些之外，穿著內褲睡覺還會造成另一個嚴重的問題。

那就是：穿著內褲睡覺會降低男性的性能力，以及能使女性受孕的受精能力。

在上面曾提到，穿內褲睡覺時因爲缺乏通氣性，會妨礙皮膚呼吸，根據最近的研究報告指出，危害尚不止於此。

我們先談男性的狀況——

內褲所覆蓋著的性器大約可分爲二部分，我想不需要詳細說明，大家都知道其一便是性行爲中最重要的陰莖，以及製造精子的工廠，有兩個睪丸的陰囊。

問題便在於「陰囊」。

陰囊之所以要懸在半空中，是爲了要冷卻製造精子的睪丸，如果觸摸睪丸便會發現它們的溫度稍微低於體溫。

大致而言，是比體溫低三~四度，因爲在這種情況中，製造精子的機能最爲活潑，製造出來的精子也最有活力。

睪丸的溫度越高，製造精子的能力便越低落，製造出來的精子也越沒有生氣，有時候甚至無法存活。

也就是說，溫度高對精子而言，是有害的。

也許正因爲如此，目前不孕症人口的比例有增無減，其中，男性不孕症的人數，更有增加的傾向。

有的人精子過少（精子減少症），有的人完全沒有精子（無精子症），有的人製造的精子沒有活力（精子無力症），這些疾病的原因是睪丸發炎，或是睪丸的溫度長時間過高，破壞了睪丸製造精子的能力，也可能是因為全身疲勞或是壓力所致。

而我認為內褲是一個間接的重要因素，因為內褲會使睪丸的溫度上升，加上內褲的鬆緊帶束緊了下半身，所以造成了很大的影響。

某報曾刊登了「機能性不孕症」的相關報導，一位醫師表示，「由於人類的妊娠器官都位於下半身，因此會使下半身的血液循環受到妨礙的內褲，絕不是好東西。」

我完全，同意這位醫生的看法，無論從什麼角度來討論，內褲都沒有好處。

而內褲對女性的影響也在此簡單介紹——

女性的子宮和卵巢與男性相反，要在溫暖時才會發揮正常的功能，但如果穿著內褲卻會引起反效果。

大家都知道，女用內褲的鬆緊帶細而緊，大部分都是用化學纖維製成的，因此會束緊腹部，使子宮和卵巢的功能受到抑制，血液循環不良也會使下半身的溫度下降。

另外一點是，穿著內褲容易使陰道內的雜菌繁殖，造成各種婦科疾病，許多婦科醫生也都這麼認為。

男性也相同，不論是陰莖的功能、睪丸的功能，都要在血液循環順暢時，才能發揮最好的效果。因此，下半身被束緊是有害無益的。

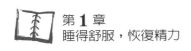

## 裸睡能帶來什麼好處呢？

我不贊成穿內褲的理由相信大家都已經明白了，穿內褲對健康而言不但毫無意義，而且有百害而無一利。

那麼，裸睡究竟又有什麼好處呢？

首先要確定的是「不穿內褲睡覺不會著涼」。西洋人大都習慣裸睡，在裸睡的名人中，可能要以瑪麗蓮夢露最爲大家所熟悉了。

我問過一些裸睡的人，他們都表示裸睡不但不會覺得寒冷，甚至反而覺得溫暖。不要懷疑，裸睡的確比較溫暖。

因爲人體爲了維持體溫，會進行產熱作用。

皮膚的溫度下降時，體內自然會補給熱量，而體溫上升時，就會流汗或擴張毛細孔來使體溫下降，這是人體結構的自然功能。

這也是愛斯基摩人在冰屋中裸睡，也不擔心著涼的主要原因。

人體有自然的產熱作用，而皮膚會負責使其均衡。

只有當身體的某一部分被內褲緊緊覆蓋住時，產熱作用的知覺便會失常，不知道體溫究竟該上升到什麼溫度或下降到什麼溫度才好，不知道要以哪一部位的溫度做爲產熱作用的基準。

所以，既然你已能脫掉內褲，最好就是全裸睡覺，全身的皮膚都在同樣的外在條件中，便能視外在條件來進行產熱作用，如此便不會覺得冷。

其實，蓋被子或毯子會覺得溫暖，也是因爲人體本身的產熱作用。人體散發出來的熱量，溫暖了毯子或被子的纖維與纖維之間的空氣，因此才會覺得被子或毯子是溫暖的，相反來說，如果人體沒有產熱作用，毯子或被子並不會自動溫暖，因爲這些物質是沒有產熱作用的。

下面將介紹「裸睡」的好處。

我認爲可分爲以下四點——

（1）脫內褲睡覺比較衛生。

（2）不論肉體或精神方面，都能因脫內褲睡覺而從內在的壓力中獲得解放。

（3）性機能會更加活潑，受胎、製造精子的能力也都會提升，而且能增加夫妻之間在肌膚之親上的溝通良機。

（4）能預防、治療因穿內褲才感染的各種疾病。

## 優點1．裸睡比較衛生

至少在脫去內褲時大腿之間是乾燥的，因此雜菌不容易繁殖。大腿間的雜菌大多喜歡高溫而潮溼的環境，而高溫和潮溼是由於內褲造成的，除去了內褲，雜菌當然就不易繁殖。

## 優點2．不論肉體或精神方面，都能因裸睡而從內在的壓力中獲得解放

脫內褲睡覺能解放肉體的壓力，這點我想讀過前文中「穿內褲的缺點」的人，很容易就能了解，因爲除去了束縛肉體的內褲，理所當然疲勞容易消除，而且也不會因翻身或撥弄內褲鬆緊帶而消耗掉無謂的能量。

至於精神上的壓力又如何解釋呢？

因爲消除了肉體的壓力，便能安穩的睡覺。而睡得熟，就容易放鬆，醒來時便能神清氣爽。容易入睡之後，每天睡前便不會再擔心——「今天會不會失眠？」

## 優點3．性機能會更加活潑，受胎、製造精子的能力也都會提升，而且能增加夫妻之間在肌膚之親上的溝通良機

脫內褲睡覺能促進性機能，正如前文中提到的，無論男女，如果想改善性器的功能，絕對不要束縛住下半身，應該要除去內褲，有關「除去內褲能使性機能更有活力」的報導也不計其數。

「提升精力」、「生理順暢」、「陰莖更加堅挺」、「生理痛消失」、「乳房脹大」、「許久未有的早晨勃起現象」、「夢遺」、「做愛次數增加」，甚至「終於能生寶寶了」，這些例子眞的是不勝枚舉。

其中，也有女性說：「以前因爲做愛時，性器的皮膚會痛，因此並不喜歡性行爲，但自從裸睡之後，性器的皮膚不再這麼脆弱，能每天享受性生活。」

聽了這樣多的案例，我忽然發現，裸睡有助於夫妻之間感情的增進。

正如前文所介紹的，那位裸睡後能天天享受性生活的好處便是如此，也許有人認爲女性聲稱「性器的皮膚更堅強了」是一件匪夷所思的事。

現在我們來討論這一點：性器的皮膚更加堅強，能每天享受性生活。

「我是在書上聽到介紹裸睡所以才開始實行的，以前我的性器皮膚十分脆弱，每次

和先生做愛時都會覺得痛，有時候甚至會出血，因此不喜歡做那件事！

「每次做完愛，我都會請求丈夫過一陣子，等我的性器皮膚恢復之後再說。但自從我裸睡之後，我的性器皮膚不再像以前那麼脆弱，說起來還眞不好意思，現在我已經能天天享受性的快樂了，我丈夫也很高興，每天都會要求，夫妻之間的感情因而更好了，感覺非常幸福。」（小玉　三十歲）

我想問題並不是在於她的皮膚，而是因爲陰道分泌物不足而造成性行爲時的疼痛。

——光是裸睡不太可能會改善皮膚的狀況。

而她提到裸睡之後情況改善這點，我認爲是裸睡使女性性器更加有活力，更容易分泌體液。

另外一點是，裸睡帶來的心理轉變。

覺得自己正一絲不掛的躺在丈夫身邊，在這種情調中，什麼事也別做，陰道就自然會潮溼了，性行爲時，陰道會更潮溼而使性行爲順利，不再疼痛。

這種氣氛是值得珍惜的。

想想，即使並沒有蓋同一床棉被，但是只要一想到，「睡在我旁邊的女人，身上什麼也沒穿」，是不是就已經足以使你心情激盪不已了呢？

也許有人會反駁說：「豈有此理，我一想到自己的妻子睡覺時，竟一絲不掛就覺得彆扭！」但是我想，只要夫妻彼此相愛，兩個人一定都覺得十分浪漫。

更何況如果同蓋一床棉被就更興奮了，肌膚互相接觸，伸手可及的便是女性的性器或乳房！

身無一物的輕鬆感，光用想的就令人爲之嚮往。

如果有人覺得「噁心」，我想一定是太過疲勞，對自己的體力和精力失去信心，對性這檔事產生恐懼感了！

性行爲能使人解放，在自然的情況下，享受一次美好的性行爲，壓力便會自然而然的消除。

以肉體的觀點而論，射精之後，身體開始製造下一批精子，能使性機能更加旺盛。

## 優點4・能預防、治療因穿內褲才感染的各種疾病

以我的經驗而論，我認爲脫掉內褲睡覺能預防六十％以上的疾病，換言之，即人們罹患的疾病有六十％是因內褲而引起的。

只要想一想穿內褲所產生的缺點，就很容易明白我說的話了。

睡得熟，血液循環和淋巴液都能暢通，血壓也穩定，各器官負擔減輕、陰部清潔，

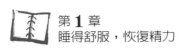

各種器官的功能便能更爲活潑，遠離疾病的侵犯。

但如果穿著內褲睡覺，情況就完全不同了，血液或淋巴液不能順暢，血壓便上升，器官負擔加重，雜菌繁殖，形成無謂的壓力，睡不安穩，持續的睡眠不足會使原有的疾病更加惡化，原本能痊癒的疾病也無法痊癒。

脫掉內褲睡覺正是避免這種情況的不二法門，事實上，有許多脫掉內褲睡覺使疾病痊癒的相關報導，雖很想一一介紹，但由於篇幅有限，在此僅列舉幾則痊癒的實例。

## 優點5．脫內褲睡覺使這些疾病都獲得改善了

腰痛、高血壓，低血壓、失眠症、磨牙、冷虛症、膀胱炎、打鼾、結石、白帶、頻尿、腎炎、體力不好、皮膚乾裂、便秘、胃痛、閃腰、痔瘡、長痘子、腳痛、頭痛、下半身浮腫、神經痛、白癬、生理痛、肩膀酸硬、心悸、陰道炎、腱鞘炎、念珠菌陰道炎，青春痘、害喜、急性風濕症的後遺症、手足痲木、氣喘、背酸硬、特應性或過敏性鼻炎、皮膚炎、食欲不振、耳鳴、膝痛、糖尿病初期症狀、花粉症、宿醉……等等。

這些報導都是刊載於日本的《安心》健康雜誌上，是一些讀者的經驗談。

許多人表示裸睡能睡得安穩，以及「容易入睡」、「冷虛症有所改善」、「血壓

恢復正常」、「痔瘡消失」、「皮膚改善」、「腳痛及浮腫消失」、「不再生理痛」、「不再頭痛」、「白帶消失」、「腰痛痊癒」、「肩膀酸硬痊癒」等等。

脫掉內褲睡覺之後，這些病便痊癒或獲得改善，從這點，我想各位讀者就能了解，內褲對健康所造成的影響，實在是超乎想像！

例如「皮膚改善」這點，便是因爲脫掉內褲睡覺使血液循環以及荷爾蒙的分泌獲得改善，睡眠更充足所造成的。

總之，內褲可說是健康的殺手，希望各位三思！

## 容易實行的「裸睡健康法」

我知道有些人對脫掉內褲睡覺深感困擾。

有些人生性固執，無論如何都堅持要穿著內褲睡覺。

對我來說，這是一件十分簡單的事，更何況又不需要花你一毛錢，也不需要什麼特別的技術。

但是，不知道爲什麼，有些人就是做不到！

當然啦，如果是因爲特殊的原因無法實行，就另當別論了。

例如，正在生理期中；痔瘡嚴重出血；或是和其他家人或小孩共寢一室；包尿布；罹患皮膚化膿的疾病或性病；和同事或朋友住同一間房；和其他人一起旅遊等等的情況下，我想是無法實行的，其實有很多人無法實行都是因爲心理上的因素。

通常都是受阻於以下的想法——

1．脫了內褲總覺得沒有安全感。

2．容易感冒。

3．不好意思。

4．不願在配偶面前如此做。

5．沒有必要不穿內褲

6．覺得這樣不衛生。

7．不想讓配偶看見自己裸露的性器。

8．腹部會著涼。

9．不想破壞長久的習慣。

10．不喜歡配偶裸睡。

當然，這些都是無法勉強的。

嘗試一下如何呢？至少試著實行三天，選擇自己獨睡時，來試試看如何呢？

我想你總會有幾次裸睡的經驗，如和妻子或情人做愛之後，便睡著了。

如果感冒了一定是別的原因，比方說電扇或是冷氣開了一整夜……

當然，第一回實行時難免不太習慣，覺得腹部涼涼的或是……但這種情況只是短暫的，只是因爲身體的產熱作用尚未順暢罷了；如果不願如此，可以在毯子下夾一層被單，當做是內衣褲吧！

實行三、四次之後，產熱作用便能自然順利的運作，就不會再覺得冷了。

曾有裸睡經驗的人，請回想一下當時的感覺。

——一定非常舒服吧！

有些人說：「脫去衣服睡覺才發現原來被窩裏這麼寬敞。」一點也沒錯，那種輕鬆自在的感覺，只有親身經歷過的人才能體會。

順便一提，歐美人士一向習慣於裸睡的，這點從影視作品中處處可見。

而東方人不但穿內褲，甚至還穿上睡衣。

其實穿內褲睡覺並不如一般人所想像的，是一種自古以來就是如此這般了。

踏出你的第一步吧！

開始時也許不適應，但是會漸漸習慣的，對健康有好處，你爲什麼不重視呢？

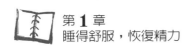

# 你睡得舒服嗎？

有些人無論如何總覺得自己沒睡好。

每次聽到這種案例，我都覺得十分同情。

真的，有些人你看他已經睡了六、七個小時，但是早上仍然爬不起來，或是無法消除前一天的疲勞。

我想這不是良好、自然的睡眠。

請回答下列問題，你有以下的症狀嗎？

1．需要長時間才能入睡。

2．常常擔心會失眠。

3．換枕頭或被子就睡不著。

4．半夜會突然醒來（好幾次）。

5．夜裏要上好多次洗手間。

6．睡覺時會冒冷汗。

7．睡覺時常常著涼、很容易感冒。

8．經常作夢。

9．睡不好，早上又難清醒。

10．醒來時覺得十分疲勞。

這些症狀你有幾項呢？

如果有二項以上，我想你還沒有找到自然的睡眠方法，也許你的睡眠方式對身體形成了負擔。

當然，生病時因爲不安、憂慮、緊張……會造成失眠，至於其他，我就想不出什麼原因了，至於醒來會覺得不舒服的人應該要檢查一下寢具、睡覺時穿的衣服等等，相信任何人都希望將環境調整到能「睡得好」的狀態。

首先寢具要注意以下各點——

1．枕頭不要太高，也不要太低，個人喜好雖重要，但一定要適中。

2．枕頭的內容物最好不要是用人造橡膠製成的，而應用不容易提高溫度的材料（蕎麥殼……等的天然材料），如果對蕎麥過敏，選用茶葉也很好。

硬度可隨個人喜好，但也不要過硬或是過軟。

記憶式的枕頭能使頭腦覺得舒暢、清醒，也是不錯的選擇。

3．蓋的被子材料雖然沒有限制，但最好用羽絨被或蠶絲被……這類輕盈的材料，有些人使用木棉製的沈重被子，只會增加身體的負擔，蓋在身上的棉被當然是越輕越舒服。

4．怕冷的人需要不至於讓身體陷進去的墊被，如果身體陷入墊被中對腰部不好（不怕冷的人則儘量選擇薄的墊被，基本上，薄的墊被對健康比較有益）。

5．床單要能吸汗，因此以毛巾料最佳，因為裸睡時，身體的產熱功能十分活潑，排汗量比平時多。

同樣的道理，在被子和皮膚之間可加蓋一條浴巾。

這些都是要睡得好所要具備的條件，當然，這些寢具都要隨時保持乾淨，而且要維持乾爽。

另外，有關室內情況也要注意以下各點——

一、基本上，夏天睡覺時冷氣或電扇最好關掉，或是不要讓風直接吹到身上。

二、有些人因為冬天冷，睡覺時會開暖氣，其實應該關掉，如果一定要開，也要將溫度設定的比白天低一點才好。

## 睡覺時穿的衣服也要注意，不良的穿著會造成疲勞

接下來討論睡覺時的穿著，你睡覺時穿什麼衣服呢？

1．內褲、汗衫，再加上睡衣。
2．內褲和睡衣。
3．內褲、汗衫，再加上睡袍。
4．內褲和睡袍。
5．只穿內褲。
6．內褲和汗衫。
7．不穿內衣褲，只穿睡衣。
8．只有上身穿睡衣，下身赤裸。
9．只有上身穿睡衣，下身穿內褲。
10．上身穿汗衫，下身穿內褲和睡褲。
11．不穿內衣褲，只穿睡袍。
12．全裸。

這樣看來，睡覺時可搭配的衣服還眞不少。

我曾聽一個老人家提到他睡覺時的穿著，眞把我嚇了一大跳。他在夏天也穿著內褲，外面再穿長袖衛生衣褲，最外面再穿睡衣褲。雖然在高山上夏天夜裏也會冷，但穿成這樣未免也太多了，像個不倒翁似的。

因此我便勸他睡覺時少穿一點衣服，但他卻丟下這麼一句：「我會怕冷，你少管我的事。」然後就走了。

你又如何呢？

也許是穿著內褲再加上睡衣褲吧，對不對？

這種方式是大部分的人睡覺時的穿著，但非常不幸的，這卻是一種會使人精力衰退，無法消除疲勞的穿著方式。

我認為只有全裸，或是上身穿睡衣或汗衫而下身赤裸這兩種方式適合，其他的穿著方式都會造成睡眠時的壓力。

因為之前說過，鬆緊帶會產生不良影響。

內褲的鬆緊帶和睡衣的鬆緊帶只要有其中之一束在身上就已經吃不消了，更何況是兩者皆有，對身體實在太殘忍了。

而睡袍不是用鬆緊帶，而是用布條，對健康來說，就比鬆緊帶好多了。

睡袍的布條沒有伸縮性、因此，腹部收縮時不會被勒住，只有腹部隆起時才會被勒住，這種情況不會造成血液循環的不順暢，反而能刺激腹部附近的穴道，對血液循環有所幫助。

反之，無論吸氣或吐氣時，鬆緊帶都會陷入腹部的皮膚中，除非將之改良或是除去鬆緊帶，否則都會造成壓力。

## 你是穿三角褲或是四角褲呢？

你比較喜歡穿三角褲或是四角褲呢？

總結來說，當然是不穿內褲最好，但比較起來的話，四角褲比三角褲好。

因爲四角褲不至於緊緊勒住男性性器，而且通氣性也比較好。

三角褲則多半比較合身，將陰莖及睪丸勒太緊，正前方的部分又是雙層的布料，保暖過了頭，陰莖和陰囊容易失去通氣性，對製造精子的能力來說，有非常不好的影響。

我再強調一次，陰囊越涼爽、越通風，製造精子的能力也就越活潑。

民間有一種稱爲「睪丸冷卻法」的精力鍛鍊法，就理論來說，這種「睪丸冷卻法」是相當合理，因此，不要忽視它的重要性。

當然，談到睡覺時的穿著，也許有些人會回答說是丁字褲，丁字褲對健康如何呢？

我想，這是僅次於全裸的好方法。

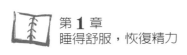

而且，完全無需受鬆緊帶的束縛，而是用棉製的布條來固定。

通氣性亦極佳，單層的棉質布料不至於喪失通氣性，稍微綁鬆一點便不至於壓迫到陰莖以及陰囊，就這些方面來考量，我想是不錯的。

我提倡以丁字褲爲白天時內褲的最佳選擇。

我對許多人介紹裸睡健康法時均表示，不僅夜間應該脫掉內褲，即使在白天，也不要穿內褲，應以丁字褲來代替。

上班或出門的時候，如果覺得只穿長褲不穿內褲很奇怪，可以用丁字褲來代替。

## 無論如何做不到，沒有安全感

「醫生，你說的話很有道理，我都了解，雖然我心裏很想實行，但就是辦不到，總覺得沒有安全感！」

對於我在演說中介紹「裸睡健康法」，大部分的聽衆都表示同意，但大約有二成的聽衆表示雖能接受，但卻無法實行，理由就是前文所提。

也許「光說不練」就是人性吧！

起先我眞是無法理解有什麼做不到的，後來聽了許多案例才恍然大悟，原來經年以來的習慣，是這麼不容易改掉。

不過對這類的人，我建議以階段式進行嘗試。

如果太勉強自己，反而會產生排斥的心理，因此，辦不到或不想嘗試的人，也不要太快放棄，遇到困難時不妨一點一點的改進，漸漸消除阻力。

有一個三十多歲的男士聽我這麼說便回答：「既然這麼麻煩，還是算了吧！」這是很可惜的，因爲這件事情如此容易，舉手之勞即會帶來意想不到的效果。

睡得好不僅能消除疲勞，更能將無謂的疾病防範於未然。基本上，這個方法會帶給我們健康的未來。

年輕時活力充沛，不論是性生活或是工作方面，都因爲體力旺盛而幹勁十足，但如果懶得實行「裸睡健康法」，將來就會有很大的不同。

一開始也許只是一些小差異，但長期累積下來，精力一天不如一天，受胎能力也漸漸低落，而且累積的疲勞，將成爲各式各樣成人病的導火線。

光是想想這些後果，相信你會願意切實實行「裸睡健康法」並維持健康。

對那些有心理障礙的人，首要工作就是改良內褲。

## 晚上不穿內褲，難道白天也不穿？

許多聽衆向我提出的問題都是：「我知道睡覺時不穿內褲對身體有益，但是連白天也不穿好嗎？」

我想本書的讀者中，也有一部分人會誤以爲只要睡覺時不穿內褲就好了。

但是我們若以「不要累積壓力」以及「儘量不要妨礙血液循環」這兩點來考慮，不但晚上不應該穿內褲，白天更不應該穿內褲。

早上出門到下班大約有十個小時的時間，如果這段時間中下半身都被內褲束緊，內褲中沒有通氣性，陰囊在這段時間中都維持高溫。

如果希望精力更充足，就應該排除肉體所承受的無謂壓力，所以最好連白天也不要穿著內褲。

當然會有人覺得這太強人所難，萬一勃起了怎麼辦？會變成辦公室的笑話，其實這太多慮了，只要喝杯冷水就ＯＫ了。

剛開始，不穿內褲難免會有一點不安全感，其實這種感覺是很舒適的（順便一提，我每天都是不穿內褲的），習慣之後就不會覺得不安全了。

## 穿睡衣不要選用有鬆緊帶的

似乎還是有人很喜歡穿睡衣。

「即使在妻子面前，裸體也會覺得怪怪的，如果我的身材既強壯又好看，也許還能試試，但如今中年發福，最好還是穿著內衣遮醜。」

在某一場演說中，有位中年男子如此發牢騷，中年發福的身材的確不好看，我想我很能了解這種心情，雖然夫妻已經共同生活多年，熟悉彼此的每一寸肌膚，但總還是會覺得不好意思的。

不過，我有三點建議——

第一、不要穿睡衣，改穿浴衣式的睡袍。

第二、只穿寬大的上衣。

第三、將睡衣的鬆緊帶改爲繫帶。

希望你在這三種方法中，能選用一種。

當然，無論是哪一種，最好都不要穿內褲。

從促進身體的產熱作用以及調節體溫這方面來看，最好的情況是全裸，但對於做不到的人而言，身上沒有鬆緊帶的束縛，至少能免於無謂的壓力，有助於消除白天累積的壓力及疲勞。

這樣子，你是否已能立即開始實行了呢？

我相信你實行之後不久，便會發現無論睡袍或是睡衣，其實都是不必要的。

「醫生，老實說，一開始時，我眞的覺得裸睡怪怪的，所以還是套上一件睡衣，但是不穿內褲睡覺之後卻覺得很舒服，就想試試連睡衣也不穿的感覺。試過之後，再也不想穿睡衣睡覺了，我太太一開始說：『我可不喜歡看到你的大屁股。』但是裸睡之後我的體力越來越好，晚上的功課也做得更勤了，她就沒有再說任何反對的話了！」

你看吧，人類可眞是一種現實的動物啊！

## 到底哪一種才不衛生？好好想一想吧！

有些人認爲脫內褲睡覺不衛生。說什麼陰莖上可能沾有尿液，屁股上也許沾有糞便，怎麼能露出來呢？其實這種想法根本大錯特錯！

排便之後，如果只用衛生紙擦拭，的確在肛門附近多多少少會沾有糞便，尿液也的確會沾在陰莖上，但是如果你因此而覺得不安，何不在睡前沖個澡？

在下半身生長的細菌，多半都不喜歡暴露於空氣之中，因此將皮膚暴露在外反而有助於殺菌，甚至能抑制病菌的繁殖。

經常在下半身感染的細菌性婦科病之一的接觸性皮膚炎，便大多發生在腰部周圍，也就是在被鬆緊帶束緊的地方，以及大腿根部。

膿腫也大多是在大腿根部感染。

另外頑癬、念珠菌症只會發生在內褲遮蓋住的部分，不會擴散到其他地方

女性罹患陰道炎時如果仍繼續穿著內褲，即使再怎麼服藥也無法痊癒，但只要將陰部暴露在空氣中，病情很快便會好轉。

膀胱炎、尿道炎、腎盂炎、腎炎等等大部分的尿路感染症，都是因外來的細菌侵入所導致，而一旦感染之後，被覆蓋住的部分便有助於細菌繁殖。

相反的，如果暴露在空氣中卻很快便能痊癒。

從這點來看我們便能發現，穿內褲、睡衣容易使細菌繁殖而感染疾病，反而從來沒有聽說有什麼疾病，是因爲脫內褲睡覺而造成的，即使裸睡而感染細菌，我想也是因爲寢具太髒了。

只要寢具和身體清潔是絕無問題的，不論穿不穿內褲睡覺，我想維持清潔都是個人衛生的基本原則吧！

總之，棉被要經常曬太陽，床單要常清洗。

# 性行為之後，就裸睡到天亮吧！

有些人覺得難以開始實行第一次的裸睡健康法

「突然就把衣服脫掉嗎？可能會造成誤會啊！」有人這麼說。

如果妻子或情人也知道這個健康法，開始實行可能就比較容易些，而不會有阻礙，但如果伴侶並不知道這個健康法，而要開始實行可能就比較困難。

我曾經聽說過這類的困擾——

「因爲我有些不知道該怎麼說明裸睡的好處，所以打算先做了再說。等我光著身子一上床，妻子就說：『喂！今天我可要好好休息，你別吵我哦！』我怕每次裸睡，她都誤會我，所以就不敢再做了。」

其實你可趁著這機會告訴她——

「我今天讀了一本介紹裸睡健康的書，覺得很有趣，所以……」這麼說不就好了嗎？說完之後，再問一句：「妳覺得如何呢？」

如果告之「對身體健康有益。」或是「可幫助消除壓力」、「會睡得更好、讓精力更充沛」……等等，我想她就不會反對了，你可以邀請她也一起實行。

當然，這個健康法並不只限於男性，對女性同樣也有幫助，對於兒童、年輕人都同樣有效。

重要的是如何把握時機，如果你覺得無需解釋，那麼試試下面這個方法如何？在性行為之後，只要套上睡衣的上衣，夫妻同睡，然後告訴妻子：「這樣睡比較舒服。」──確實也比較舒服。

第二天就說：「不穿內褲睡得眞舒服。」然後便可以進行裸睡了。

有人解釋不能實行健康法的原因是居住的情況。

也就是和小孩子睡同一房間，不太方便。

如果孩子還只是嬰幼兒，那麼就讓他也加入吧！全家一起實行這個健康法，而且對小孩子來說，這也是一個很自然的性教育，不過能做到的人實在不多。

那麼退而求其次，以穿著浴衣式的睡袍，這樣便不必要裸露下半身了。

有人問我：「裸睡不錯，但是晚上要上廁所時該怎麼辦呢？」

有人和父母或兒女同住，便經常發生這樣的困擾。

──對啊！不是每個人的臥室都有衛浴設備啊！

這種情形比較麻煩，最好把睡袍放在枕頭邊，上廁所時就順手套在身上。

## 階段式「裸睡健康法」使人漸漸恢復勃起能力

最好的情況便是從現在開始實行裸睡，但有的人覺得不易做到。

那麼，何不實行簡易的階段式「裸睡健康法」。

1．第一步先將內褲的鬆緊帶換掉，改成繫帶、睡衣也一樣，或穿浴衣式的睡袍。

2．習慣了之後，晚上睡覺時將內褲脫掉，只穿睡衣或睡袍。

3．在這個階段中，白天的內褲亦改爲寬鬆的四角褲。

4．最後，無論白天、夜裏都不要穿內褲。

如果做不到，最少要做到只穿睡袍或睡衣的上衣睡覺，最好裸睡。

這是「裸睡健康法」的精華。

平時累積的疲勞和壓力會漸漸消失，同時精力也會越來越充沛。

而且一定能感覺到明顯的轉變，例如陰莖的勃起更有力或清晨勃起。

當然這和年齡無關，有一位實行裸睡健康法的男性，到了六十歲時，每週仍有兩次清晨勃起，而另一位五十五歲的男士甚至還會夢遺。

總之，會有想做愛的熱切慾望。

在四十多歲後半期，每個月只能有二次性生活的人，實行「裸睡健康法」之後精力漸漸恢復，三個月之後，每週能享受三次性生活的快樂。

「其實一開始只是爲了想睡好才實行裸睡健康法的，但是二、三週之後，清晨會勃起，性慾漸漸的自然增強，以前因爲疲勞和壓力，每天覺得懶倦，早上也不會勃起，還以爲自己年紀大了，但是再累也不能不盡丈夫的義務，否則妻子也會不滿的，只因一個月有一、二次，妻子才隱忍不言，自從做愛的次數增加後，她睡得更舒服了，以前會害怕做愛，現在做愛後卻能體會到消耗體力的快感，這種愉快暫且不談，以前總是因爲嫌麻煩或怕累而逃避性生活，但是現在享受了性生活之後，充實的感覺似乎更有助於消除壓力，當然，妻子也不再有怨言，也許因爲夫妻兩人都裸睡吧！我覺得妻子比以前更有女人味了。」

最有趣的地方便是文中我們之前所提到的，「多享受了性生活之後，充實的感覺似乎更有助於消除壓力。」

如果將性視爲義務，那麼性只是一種會使人疲倦的運動，甚至造成壓力，但如果不是如此，而是在自然的性慾中去進行性生活，性便將會成爲一種增加恩愛、消除疲勞及自我放鬆的最佳方式。

充實的性生活之後再好好睡上一覺，我想你一定也有過這麼美好的經驗，這個「裸睡健康法」便是能幫助你回到這種日子中。

# 和友人旅行時，穿四角內褲

一旦嘗試過了裸睡的舒服感覺之後，出外旅遊等等也希望能脫掉內褲睡覺，但是因爲和別人同睡而無法做到。

如果覺得「管別人心裏怎麼想？我不在乎！」那麼在旅館裏，還是可以只穿浴衣睡覺，不願意這樣的話，就要事先準備出外時可穿的內褲，也就是寬鬆的四角褲。

下身穿這種四角褲，上身則可隨意。

如果沒有勇氣在配偶面前全裸的話，那麼我想利用外出時來嘗試「裸睡健康法」也是不錯的。

旅館中的中央空調在睡覺時，要將溫度稍微調低一點（其實睡覺時關掉最好），然後鑽進被窩中，美美地睡一覺。

旅館的房間內大都備有一層用來蓋在身上的薄毯子，質料很輕這對裸睡的人而言，可說是恰到好處。

另外有一點，就是旅遊時喝酒的機會較多，所以更應該要脫掉內褲睡覺。

這樣比較不容易宿醉，而且即使宿醉也會變得較爲輕微。

試試吧！

# 第2章

# 了解自己承受了多少壓力

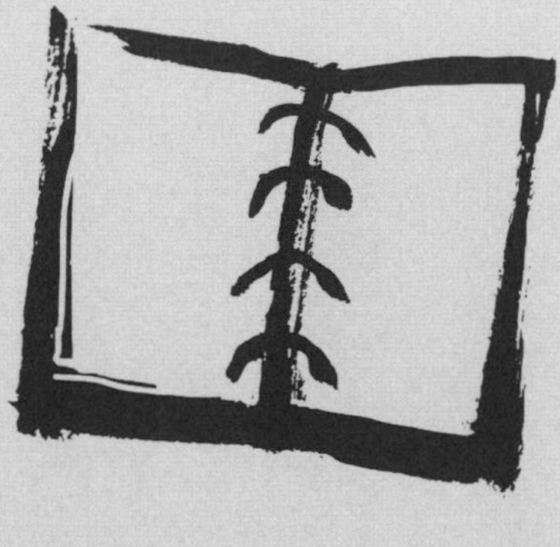

## 這種症狀稱為「精疲力盡症」

現在有一種稱爲「慢性疲勞症候群」的傳染性疾病，正在逐漸擴散中。

這種疾病是目前世界上僅次於AIDS的難治之症，這種現象在醫學界及社會上都受到重視。

導致這種疾病的原因據推測似乎是病毒，但尚不知道其確實的傳染途徑，也沒有開發出治療的方法。

目前感染原因和治療方法都不能確定，那麼要如何才能免於感染呢……只好多加注意這種疾病，祈禱自己不要染上了！

沒有理由的長期疲勞、注意力無法集中、老是無法入睡或是睡再久也感覺沒睡飽……你有這些症狀嗎？

因爲這種疾病具有傳染性，因此無論男女都有可能被傳染，也不論年齡，如果持續半年以上，你都有類似的症狀出現的話，那麼建議你最好請醫生診斷一下。

## 〈慢性疲勞症候群診斷基準〉

（前提條件）主要的症狀是一個月中有幾天嚴重疲勞到無法有社交生活或勞動的地步。持續六個月以上，再加上以下的「症狀」中的八項以上，或是「症狀」中的六項以上和「身體情況」的二項以上。

**【症狀】**

1. 輕微的發燒或是惡寒
2. 喉嚨痛
3. 脖子或腋下有淋巴結腫大
4. 不明原因的精力衰退
5. 肌肉痛或有不適感
6. 輕微運動之後，全身的倦怠感會持續二十四小時以上
7. 頭痛
8. 移動性關節痛
9. 精神神經症狀。（有以下一種以上）刺眼，視野中某部分變暗；健忘；興奮；昏迷；思考力衰退；集中力衰退；憂鬱狀態。

10. 無法入睡或睡太久

【身體情況】

1. 輕微發燒
2. 喉頭痛
3. 脖子或腋下有淋巴結腫大

※這些症狀間隔一個月以上，連續發生兩次以上。

如果你覺得自己的症狀和前述不太相同，那麼你可能屬於「精疲力盡症」。

由於壓力、疲勞，因而時常覺得無力感、懶倦，對性生活亦極端缺乏慾望的症狀，都可稱為「精疲力盡症」。

體力、精力以及恢復力都和年齡有關，但是壓力和疲勞可能使你的體力、精力以及恢復力，都低於你現在的年齡所應有的水準，整個人看來總是精疲力盡。

例如，雖然才四十出頭，但卻幾乎完全沒有性生活，老是提不起勁、總是覺得疲累，這種情況就稱為「精疲力盡症」。

那麼為什麼會有這種症狀呢？

## 第2章
## 了解自己承受了多少壓力

我認爲最主要的原因便是「壓力」。

現在的社會是一個充滿壓力的社會，上班工作有壓力，孝順父母、養育孩子也有壓力，不知道爲什麼，連待在家裏也會有壓力。

這是個充滿壓力的年代，壓力不只侵犯了人類的精神，甚至更進一步威脅到了人類的健康和生活。

但是卻找不出什麼方法能有效的消除壓力。

運動、嗜好、旅行、家庭聚會，雖然有各種消除壓力的方法，但就是無法發揮預期的成效。

也許是因爲太忙了，撥不出足夠的時間吧！

無論做什麼事都匆匆忙忙的，即使能有短暫的空閒也無法好好休息，現在的社會正是如此，不擅於轉換氣氛，即使遊玩或狂歡也無法消除壓力。

其中有些人因爲很希望能排解壓力，結果反而形成另一種新的壓力，這種情形聽來眞讓人哭笑不得。

無法排解壓力，甚至無法入睡，也是因爲內褲的鬆緊帶造成了無謂的壓力。

通常在睡眠時便能消除這一天來所累積的壓力和疲勞，但是因爲睡不安穩，不但無法排解壓力，反而使壓力更大。

太多人因爲沒有認清這點，造成壓力的累積以及疲勞，而導致身心失調。

## 找出疲勞的真正原因

到底是什麼因素造成你的壓力呢？也許是工作、家庭、人際關係……等等，我們可以揣測許多種原因，那麼，究竟是爲了什麼而感到疲勞呢？

你是否曾經思考過這個問題？「爲什麼會累積這些壓力？」或「是什麼造成了壓力？」或「如何才能消除壓力？」等等，你曾經認眞的考慮過這些問題嗎？

也許你覺得只是因爲工作太忙了，其實可能是男性更年期。

有些人以爲只有女性才會經歷更年期的困擾，男性哪有什麼更年期呢？

其實男性也有更年期，有許多人覺得身體失調而上醫院檢查，發現原因是荷爾蒙分泌不平衡，這就是男性的更年期，男性同樣會經歷一段荷爾蒙分泌不平衡的時期。

因此，必須要將這點也列入考慮。

有的人很容易累積壓力，相反的，也有些人不容易累積壓力，你認爲你是屬於哪一種類型呢？

「我不在乎！」常說這種話的人，其實個性特別脆弱，也許他自己心中也認爲自己很脆弱，但是，事實和外表的表現常常有所差距，所以不要隨便下判斷，自己到底能不能經得起壓力，應該要冷靜的分析。

另一方面，最好確定是什麼原因造成了壓力，我們在日常生活中會感受到哪些壓力呢？什麼樣的人容易累積壓力呢？……

壓力其實也有它的作用，因此，完全沒有感受到壓力也不是一件好事。但是，壓力累積在心裏也不好，壓力累積可以說一定會造成健康上的異常，導致各種疾病，有時候甚至會造成無可挽救的局面。

你的情況如何呢？現在你受到的壓力已到達什麼程度呢？

我們先探討這個問題吧！

## 檢查你的壓力程度

這裏有幾個測驗，能讓你自己來確定你是哪一種類型的人，會感受哪些壓力，雖然有點麻煩，但是很簡單，所以請親手做一次。

先準備一支鉛筆，總共有五個測驗，測驗結果所代表的意義以及測驗的計分方法在你做完測驗之後，會一併說明，因此，請你先按照各個測驗的指示，由你眞正的想法來做選擇。

## 〔測驗一〕自我主張度

**◎測驗目的：**

這個測驗是要測知你的自我主張度。自我主張的強度和壓力的迴避度，兩者之間有很深的關係。

被要求去做自己所不願意做的事情時，如果無法表示自己的不願意，就很容易累積壓力，像這種自我主張弱的人，很少會表達自己快樂、憤怒、悲傷……等情緒。不累積壓力的要訣之一便是要有自我主張，並且藉由情緒的表達來排解壓力。

**◎測驗方法：**

請閱讀測驗中各個問題，認爲答案是「會」，則勾選「是」，認爲答案是「不會」則勾選「非」。

如果認爲「兩者皆非」，或者「要視時間和情況而定」，則勾選「不知道」。

最好儘量不要選擇「不知道」，綜合判斷之後以「是」和「非」來作答，能獲得比較確實的結果。

## 測驗1

| | 是 | 非 | 不知道 |
|---|---|---|---|
| 1. 排隊時如果有人推你，你會不會叫他不要推？ | | | |
| 2. 你會責罵部下或晚輩嗎？ | | | |
| 3. 在餐廳……等場合，如果店方服務不周，你會不會埋怨？ | | | |
| 4. 你是不是有過度為自己辯解的傾向？ | | | |
| 5. 二、三天前買的一件衣服，如果今天才發現品質不良、想要更換，是否會覺得不好意思拿去換？ | | | |
| 6. 如果朋友責備你，你是否會當場表現出惶恐或不好意思的樣子？ | | | |
| 7. 你是不是會自然而然遠離那些自以為了不起或行為很張狂的人？ | | | |
| 8. 開會時如果遲到了，你是不是寧願坐在後排而不願到前排顯眼的地方去坐？ | | | |
| 9. 對於出言狂傲的人，你是否會開口反駁？ | | | |
| 10. 如果有人把車停在你的停車位，你是不是會不去計較，再另找個車位就算了！ | | | |
| 11. 當推銷員拖著你推銷你並不需要的東西時，你會不會覺得很難開口拒絕？ | | | |
| 12. 想表達自己的情緒時，會不會覺得難以做到？ | | | |
| 13. 如果你聽說有人在你背後無的放矢中傷你，你會不會找他當面澄清？ | | | |
| 14. 當你負責一項用途正當的募款時，會不會覺得還是不好意思向人開口？ | | | |
| 15. 你會不會總覺得有話要說，但在人前卻又總覺得難以啓齒？ | | | |
| 16. 和初識的人談話時，會不會覺得有困難？ | | | |

| | | | |
|---|---|---|---|
| 17. 你會在公共場合，會對情人表示關愛之情嗎？ | | | |
| 18. 在餐廳吃飯時，如果你覺得菜不好吃，會告訴服務生嗎？ | | | |
| 19. 你會注意儘量不要傷害別人的感情嗎？ | | | |
| 20. 上課時，如果你覺得老師說的話不對，會向他提出疑問嗎？ | | | |
| 21. 如果一位比你年長而且受你尊敬的人，做了你認為是錯誤的事，你會對他說出你的感覺嗎？ | | | |
| 22. 你會為了和諧，將大事化小而息事寧人嗎？ | | | |
| 23. 如果你的朋友向你提出無理的要求，你能明白的拒絕他嗎？ | | | |
| 24. 買完東西之後才發現店員少找你錢，你會回到店裏去要嗎？ | | | |
| 25. 你想進一間你可以進去的店，但警衛卻不讓你進去，你會提出抗議嗎？ | | | |
| 26. 平日受你尊敬的親人，如果做了使你不悅的事，你會忍著不說出你的不愉快嗎？ | | | |
| 27. 你是不是比較容易在同性友人的面前，表達自己的情緒？ | | | |
| 28. 你是不是不擅於說讚美人的話或安慰他人？ | | | |
| 29. 你有沒有能毫無保留地訴說心事的知心朋友？ | | | |
| 30. 你是不是會尊敬那些受到不平等待遇時，能提出抗議的人？ | | | |

## 〔測驗二〕壓力忍受度

**◎測驗目的：**

每個人對壓力的忍受程度都不相同，大致而言，忍受力低的人，雖然比較不會瞬間爆發，但卻能維持比較長期的穩定。

相反的，忍受力強的人，雖然比較能承受壓力，但是爆發時會比較激烈。

亦即，這種人當壓力超過了忍受限度時，便會突然強力的反彈。因此，最重要的是不要過度累積壓力，必須要知道自己所能承受的限度，藉以調整自己的心態。

**◎測驗方法：**

請先閱讀各項問題，再依照答案來填適當的點數。

「總是如此」……一點　「常常如此」……二點

「很少如此」……三點　「絕不如此」……四點

測驗2

| No. | 問題 | 答案 |
|---|---|---|
| (1) | 每天至少吃一餐熱騰騰而又營養的食物 | |
| (2) | 一星期中至少有四天，睡七～八小時 | |
| (3) | 有穩定的能付出關愛或對你付出關愛的對象 | |
| (4) | 八十公里之內至少有一個值得信賴，可依靠的親人 | |
| (5) | 一星期中至少有二次能運動到出汗 | |
| (6) | 每天抽菸不到半包 | |
| (7) | 每星期中喝酒的日子不超過五天 | |
| (8) | 保持適當的體重 | |
| (9) | 收入足以應付支出 | |
| (10) | 有能從中獲得力量的信仰 | |
| (11) | 有定期的社交活動 | |
| (12) | 有良好的朋友關係 | |
| (13) | 有能坦白說出心事的朋友 | |
| (14) | 健康良好（包括眼、耳、牙） | |
| (15) | 生氣或煩惱時能坦率地表達出來 | |
| (16) | 家務、經濟、生活……等家庭問題能和家人商量 | |
| (17) | 一星期中至少能出門玩一次 | |
| (18) | 能有效分配自己的時間 | |
| (19) | 每天喝的咖啡（茶、可樂……等）不超過三杯 | |
| (20) | 每天都有獨處的時間 | |

## 〔測驗三〕各生活事件的壓力值

**◎測驗目的：**

日常生活中發生的各種事件，是否形成了我們每天的壓力？究竟壓力嚴重到什麼程度？這個測驗便是要將你所受到的壓力量化，數字化，如果太多壓力同時形成，便會超出負荷而導致身心的危機，對壓力忍受度再強的人，也有一定的限度。

**◎測驗方法：**

閱讀下列問題，從問題中找出過去一年曾發生在你身上的事情（不限數額），並合計點數。

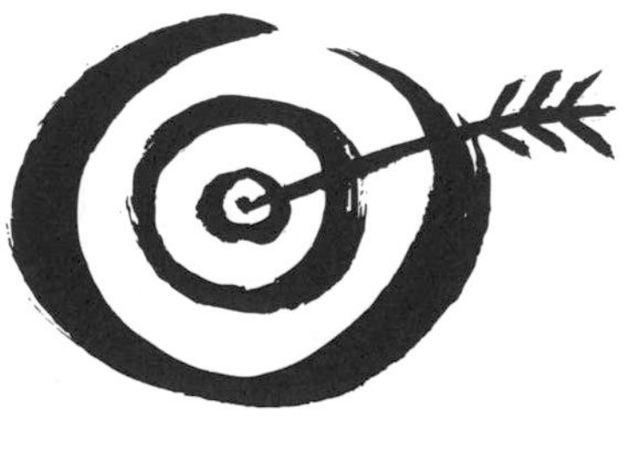

測驗3

| 順位 | 發生的 | 點數 |
| --- | --- | --- |
| (1) | 配偶死亡 | 100 |
| (2) | 服刑 | 73 |
| (3) | 和配偶離婚 | 65 |
| (4) | 近親死亡 | 63 |
| (5) | 自己受傷或生病 | 63 |
| (6) | 結婚 | 53 |
| (7) | 夫妻分居 | 50 |
| (8) | 被解雇而失業 | 47 |
| (9) | 有家人生病 | 45 |
| (10) | 性障礙 | 45 |
| (11) | 辭去工作 | 44 |
| (12) | 工作改變（公司合併、倒閉） | 40 |
| (13) | 懷孕 | 39 |
| (14) | 家人數目增加 | 39 |
| (15) | 忍耐配偶的行為 | 39 |
| (16) | 經濟狀況的變化 | 38 |
| (17) | 好友死亡 | 37 |
| (18) | 調職（工作重新安排） | 36 |
| (19) | 和配偶相處的時間有變化 | 35 |
| (20) | 有十萬美金以上的貸款 | 31 |
| (21) | 失去抵押權 | 30 |

| | | |
|---|---|---|
| (22) | 工作職權改變 | 29 |
| (23) | 子女離開家中 | 29 |
| (24) | 和姻親有摩擦 | 29 |
| (25) | 明顯的自我成就 | 28 |
| (26) | 配偶就職或辭職 | 26 |
| (27) | 自己入學或畢業 | 26 |
| (28) | 生活條件的變化 | 25 |
| (29) | 自己習慣的改變 | 24 |
| (30) | 和上司發生摩擦 | 23 |
| (31) | 工作時間的改變 | 20 |
| (32) | 搬家 | 20 |
| (33) | 轉學 | 20 |
| (34) | 休閒方式的改變 | 19 |
| (35) | 宗教活動的改變 | 19 |
| (36) | 社交活動的改變 | 18 |
| (37) | 有十萬美金以下的貸款 | 17 |
| (38) | 睡眠習慣的改變 | 16 |
| (39) | 家庭聚會時人數減少了 | 15 |
| (40) | 飲食習慣的改變 | 15 |
| (41) | 放假 | 13 |
| (42) | 聖誕節 | 12 |
| (43) | 交通違規 | 11 |

### 生活事件

回顧過去一年中發生的事情，自己到外地工作的人尤其要注意，工作性質和電腦有相關連的人較容易累積壓力，工作是三班制，沒有固定時間的人也容易累積壓力，過去一年中發生的壓力值高的事件很可能形響到下一年度的生活，測驗結果可用以對照實際上的健康狀況，統計點數高的人。今年要小心謹慎。

## 〔測驗四〕疲勞度

**◎測驗目的：**

壓力所造成的影響會在全身上下表現出來，有些人會肩膀酸硬，有些人會眼睛疲勞，當然也有些人同時產生數種症狀。

你的壓力以什麼方式出現呢？仔細檢查，會發現結果出人意料。A大題是身體症狀的測驗，B大題是精神症狀的測驗，C大題是神經感應症狀的測驗。

**◎測驗方法：**

請閱讀問題，勾選自己有的自覺症狀。

## 測驗4

| A | B | C |
| --- | --- | --- |
| (1) 頭沉重…○ | (1) 無法集中精神…○<br>頭昏眼花…○ | (1) 眼睛疲勞…○<br>眼花…○<br>眼睛模糊…○ |
| (2) 頭痛…○ | (2) 無法集中思考…○<br>不願思考…○ | (2) 眼睛乾…○<br>眼睛澀…○ |
| (3) 全身懶倦…○ | (3) 希望獨處…○<br>不願與人交談…○ | (3) 動作不靈活…○<br>動作出差錯…○ |
| (4) 身體某處疲勞…○<br>身體某處疼痛…○<br>身體某處抽筋…○ | (4) 感到煩躁…○ | (4) 腳站不穩…○<br>搖晃…○ |
| (5) 肩膀酸硬…○ | (5) 常常想睡…○ | (5) 口味改變…○<br>不喜歡嗅到味道…○ |
| (6) 喘不過氣…○<br>苦悶…○ | (6) 心不在焉…○ | (6) 頭暈…○ |
| (7) 腳部疲勞…○ | (7) 對事情漠不關心…○ | (7) 眼皮跳…○ |
| (8) 口乾舌燥…○<br>口腔黏不清爽…○ | (8) 遺忘瑣事…○<br>突然之間，想不起一些瑣事…○ | (8) 重聽…○<br>耳鳴…○ |
| (9) 打哈欠…○ | (9) 對工作沒有自信…○<br>做事常出紕漏…○ | (9) 手足發抖…○ |
| (10) 冒冷汗…○ | (10) 對事情沒有安全感…○<br>對事情常常掛心…○ | (10) 沉不住氣…○ |

## 〈測驗一・結果分析〉

檢查自己所勾選的答案，依照下表來統計點數，看合計的點數屬於什麼範圍。

如果合計出的點數是十五、二十三、三十三、四十一的人，則是在各範圍間的過渡位置。

## 性格測驗的統計表及其用法：

● **測驗一**是自我主張度測驗，合計分數時必須使用下表，對照題號，每題答案是「是」、「否」、「不知道」，都有各自不同的點數。

| 題目 | 是 | 否 | 不知道 | 題目 | 是 | 否 | 不知道 |
|---|---|---|---|---|---|---|---|
| (1) | 2 | 0 | 1 | (16) | 0 | 2 | 1 |
| (2) | 0 | 2 | 1 | (17) | 2 | 0 | 1 |
| (3) | 0 | 2 | 1 | (18) | 2 | 0 | 1 |
| (4) | 2 | 0 | 1 | (19) | 0 | 2 | 1 |
| (5) | 0 | 2 | 1 | (20) | 2 | 0 | 1 |
| (6) | 2 | 0 | 1 | (21) | 2 | 0 | 1 |
| (13) | 0 | 2 | 1 | (28) | 0 | 2 | 1 |
| (14) | 0 | 2 | 1 | (29) | 2 | 0 | 1 |
| (15) | 0 | 2 | 1 | (30) | 2 | 0 | 1 |

合計之後的總點數按照下面各範圍，代表了不同的自我主張度。

0~14非常弱　　34~40稍微太強

16~22稍微太弱　　42~60非常強

24~32普通狀況

※ 不屬於以上各範圍的15、23、33、41、則代表各範圍間的過渡位置。

## 〈測驗二．結果分析〉

先合計出總點數，扣掉二十點之後，剩餘的點數便代表你的壓力忍受度。

| | |
|---|---|
| 三十點以下 | 能忍受一般壓力 |
| 三十～四十九點 | 不太能承受壓力 |
| 五十～七十五點 | 非常不能承受壓力 |
| 七十六點以上 | 極端無法承受壓力 |

## 〈測驗三．結果分析〉

根據壓力值的合計數觀察，即可得知過去一年間的壓力累積，將對你明年的健康產生什麼樣的影響。怎麼樣，你明年度的風險有多大呢？

| 會引起明年度可能健康障礙的機率 | |
|---|---|
| 一五〇點以下 | 30％以上 |
| 一五〇～三〇〇點 | 53％以上 |
| 三〇〇點以上 | 80％以上 |

## 〈測驗四．結果分析〉

每勾選一項便計一點，但如果在同一欄中勾選數項，仍只計一點。

A大題、B大題、C大題分開合計各大題的總點數。先將A大題的總點數乘以二。

再將B大題的總點數和C大題的總點數相加。

在下圖中，以A大題的總點數乘以二的數字爲縱軸，B大題的總點數和C大題的總點數相加的數字爲橫軸，找出自己的疲倦程度，如何？嚴重嗎？

### ●測驗四：疲勞度圖表

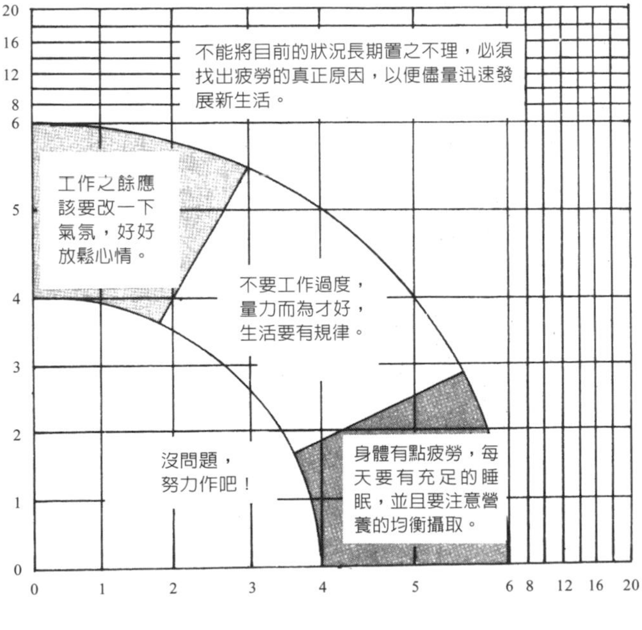
20
16
12
8
6
5
4
3
2
1
0
0
1
2
3
4
5
6
8
12
16
20
不能將目前的狀況長期置之不理，必須找出疲勞的真正原因，以便儘量迅速發展新生活。
工作之餘應該要改一下氣氛，好好放鬆心情。
不要工作過度，量力而為才好，生活要有規律。
沒問題，努力作吧！
身體有點疲勞，每天要有充足的睡眠，並且要注意營養的均衡攝取。

# 導致生活失常的壓力以及疲勞

你的壓力度的測驗結果如何？

有些人的結果顯示壓力很輕微，有些人發現自己所承受的壓力超乎想像。

當然，不要用這些測驗結果來評判自己，無論結果如何，這些測驗都只相當於問診，好比醫生問你，「有什麼症狀啊？感覺如何呢？」

你現在已經清楚自己的情況了嗎？

關於壓力忍受度這個問題，眞正的重點在於「凡是人便有一定的忍受極限」。

並不代表壓力忍受度強的人，就能承受得了不斷的壓力累積。

也不要因爲事件的壓力値小就忽視它，因爲，如果已經累積了許多輕微的壓力，忽然發生一個重大的壓力時，就會剎那之間崩潰。

壓力的確會在各個地方顯示出來，導致身心的疾病，或是造成荷爾蒙分泌失調，甚至形成抑鬱症，也可能成爲各種成人病的導火線，是無以計數身心症狀的遠近因。

就像前文曾經提到的，壓力即造成男、女不孕症的重要原因。

最令人擔憂的是壓力會導致疾病，甚至可能破壞人格，或是使家庭破裂。

如果只是生病，住院治療就能恢復的話，倒沒有什麼大不了的問題。

但是有人雖然不至於生病，卻使夫妻或親子之間的關係惡化，甚至崩潰。

在此介紹一個非常具有代表性的例子——

丈夫因爲工作壓力而導致性無能，但妻子正值「狼虎之年」，仍希望享受性生活，而丈夫因爲不能滿足妻子，感到自卑，總覺得被妻子埋怨，爲了平衡，便常責備妻子，妻子無法忍受丈夫的言語，不知不覺中，夫妻情感漸漸惡化，妻子因無法忍受慾求不滿之苦，以及夫妻情感的惡化，因此終至紅杏出牆，最後夫妻離異，葬送了子女的幸福。

——在我們的社會上，這樣的案例絕不是少數。

而我個人認爲在這種情況發生之前，應及早思量對策，相信只要有排解壓力的方法，就不至於釀成悲劇。

累積壓力所造成的惡性循環是很可怕的，累積壓力會使人際關係失常，這種失常又導致更大的壓力，壓力再形成更嚴重的失常，這就是惡性循環。

另外值得注意的一點是——壓力是會傳染的。

當你覺得疲倦、煩躁時，四周的人也會隨之而煩躁。當然，家人會受到最直接的影響，妻子會因你而煩躁，子女也會因你而煩躁。

也許你會說：「這是我個人的壓力，不必要去影響他人。」其實，家人難免會受到影響，因爲他們關心你，而且和你共同生活。

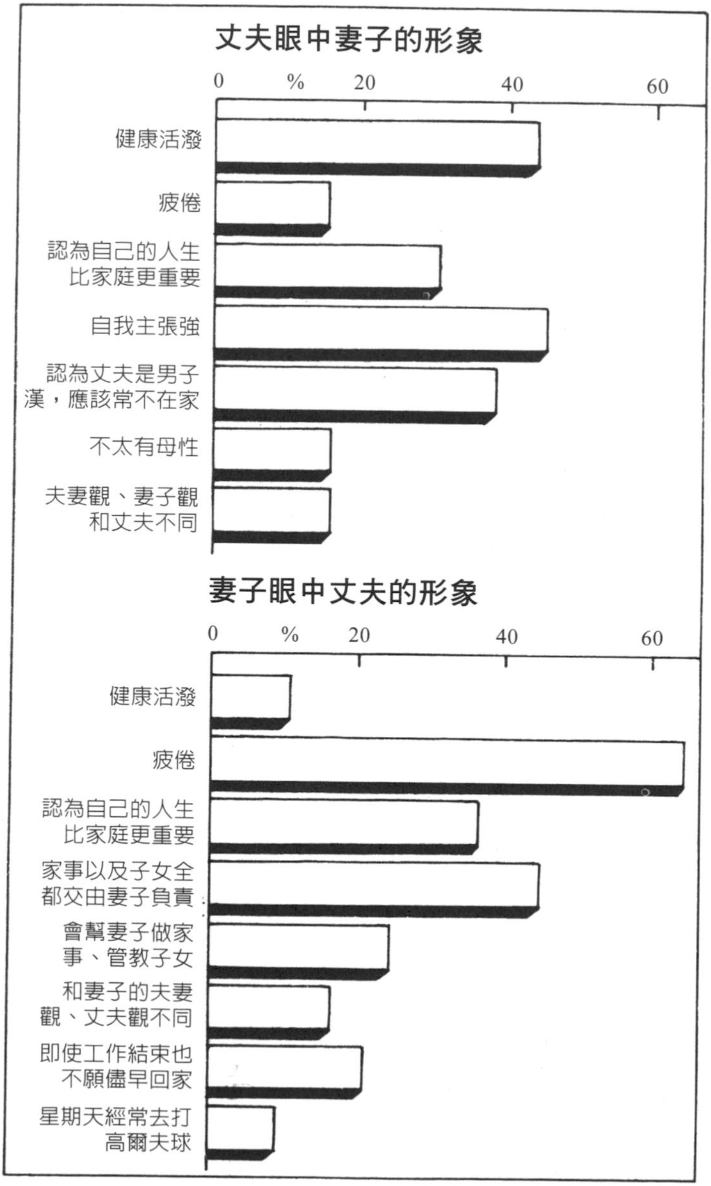
丈夫眼中妻子的形象
0
%
20
40
60
健康活潑
疲倦
認為自己的人生比家庭更重要
自我主張強
認為丈夫是男子漢，應該常不在家
不太有母性
夫妻觀、妻子觀和丈夫不同
妻子眼中丈夫的形象
0
%
20
40
60
健康活潑
疲倦
認為自己的人生比家庭更重要
家事以及子女全都交由妻子負責
會幫妻子做家事、管教子女
和妻子的夫妻觀、丈夫觀不同
即使工作結束也不願儘早回家
星期天經常去打高爾夫球

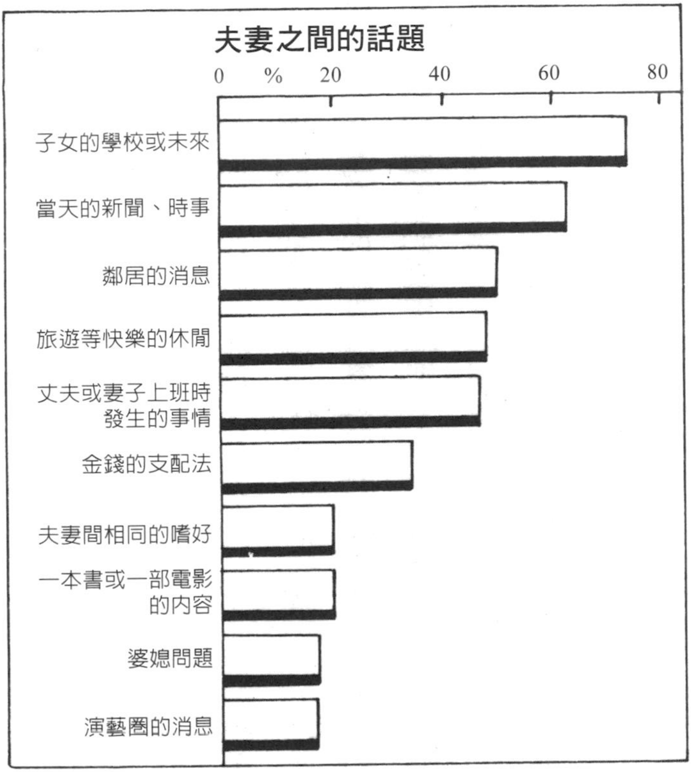
夫妻之間的話題
0 % 20 40 60 80
子女的學校或未來
當天的新聞、時事
鄰居的消息
旅遊等快樂的休閒
丈夫或妻子上班時發生的事情
金錢的支配法
夫妻間相同的嗜好
一本書或一部電影的內容
婆媳問題
演藝圈的消息

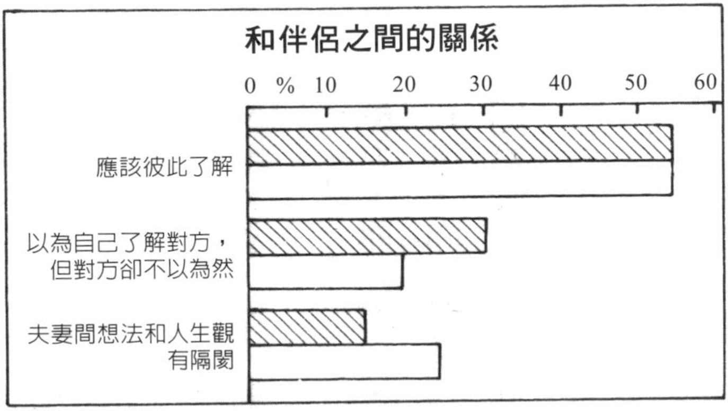
和伴侶之間的關係
0 % 10 20 30 40 50 60
應該彼此了解
以為自己了解對方，但對方卻不以為然
夫妻間想法和人生觀有隔閡

這種因爲關心你而覺得憂慮、不安的心情是他們最大的壓力，而你因爲煩躁而對家人態度冷淡，使他們覺得孤單，又形成了壓力，從剛才的測驗中，你應該會知道，「家人生病」、「性障礙」、「對配偶行爲的忍耐」、「子女離開家庭」……這些事都是高壓力值的事件，提出這些事件就是希望各位能了解這種情形。

## 壓力和疲勞會影響你的性生活

身爲一個醫生，我十分關心男女之間的性生活，我認爲，男性的疲勞以及壓力首先便會反映在性生活中。

你的經驗如何呢？

也許你不願坦白的承認，但你心中必然認同我所說的話。

因爲性是人類身心健康狀況的指標。

如果腦中充滿了各種煩惱，怎麼可能還有心情去搞男女那檔事呢？

精疲力盡時還能提起性慾嗎？

如果眞還有能力享受性，或是還有心情享受性的話，那就表示你的身心至少還有某種程度的餘力。

而奪走這些餘力的元兇，便是疲倦以及壓力。

當然，除了自然的慾望會使我們渴望性之外，當我們想逃離壓力時，也會想藉由性抒解，但只要還有性的能力，就表示壓力並不太嚴重。

如果某一次突然失去了享受性的熱情，以後就再也不能一如往常的享受性愛所帶來的快樂了，我想有類似經驗的人，都能體會這種感覺。

如果中途勃起不全又軟了下來，或是再怎麼拼命也無法（無力）射精……

這就證明你的壓力已經快達到極限了，或是由於各種壓力及疲勞同時出現，以及累積到某種程度時，也會發生這種情形。

「這時候做愛恐怕會再度失敗吧！」

這種不安的心情，日後又會成爲一種新的壓力，折磨男性的自尊。

我已見過太多人陷入這種惡性循環中。

正因爲錯不在他們，所以我更同情這些人。

## 三十多歲至五十多歲的理想性生活

三十多歲至五十多歲是特別忙碌，容易累積壓力的時期，子女的問題，夫妻之間的問題，工作的問題，年老時退休以後的未知……要考慮的事實在太多了。

而這些壓力不是說要排解就能輕易排解的。因此，唯一之道便是要好好調適，而這個年紀的人，似乎都不太擅於調適心情（有些人是積習難改之故）。

也許是因為太過自信，常勉強自己達成過高的目標，等到發覺時，已身陷危機之中了——這種人很多。

在夫妻關係這方面也一樣。

如果夫妻不能好好度過這段時期，以後的夫妻關係就會發生許多障礙，（丈夫退休之後，妻子卻提出離婚便是最典型的例子），不論明不明白這個道理，一般人總是習慣以忙碌做為藉口。

當然，如果這麼做，事後必會後悔。因此無論雙方再忙、再煩，都必須奠定良好的夫妻感情，彼此表現夫妻的愛，這對未來是很重要的。

如果你現在四十多歲，妻子大約小你二、三歲，這段時期正值女性更年期。（女性更年期大約在四十七歲前後。）

這是醫學上的常識，但如果你希望老年時仍能保有良好的夫妻感情，那麼在中年時便需要有更活潑的性生活。

如此便能促進男女雙方的荷爾蒙分泌，使兩人都能較輕鬆的度過更年期，尤其對女方影響更大。

更年期時情況良好，能預防許多疾病。

更年期是一種和身心健康密切相關的重大壓力，因此如果輕鬆的度過更年期，之後就不必負擔許多無謂的壓力，也就能過得更健康、更有活力。

現在你的妻子正值更年期，而你卻以疲倦和忙碌爲藉口，減少你們之間性生活的次數，在這種情況之下，妻子的身體無法藉由性生活來促進荷爾蒙分泌，因此很快便會造成荷爾蒙分泌失調，而面臨各種更年期的障礙，同時，她的生殖器官也會因而迅速萎縮，終至失去功能。

幾年之後，你退休了，好不容易放下了工作的沈重壓力，便想好好的享受性生活，但這時候，由於妻子的生殖器功能已經退化，陰道也已經萎縮，所以她已經不再喜歡和你共享性生活了。

——你可能臉色很不好，認爲我胡說八道。

坦白說，你實在太不了解女性了，無論男女，只要長時間疏於使用，性器官的功能都會退化的。

如果有適當的時機，你可以親自問妻子。

「如果好幾個月都沒有性生活，妳受得了嗎？」

我想她一定會回答，「過了一段時間之後，就不會有什麼感覺了。」

人體的結構實在奇妙，如果長期沒有性行爲，腦部便會認爲性器官已經不必再使用了，並因而下令降低性器官的功能使性器官萎縮。

正因爲如此，如果你幾個月中都不曾和妻子有性生活，她心中可能便猜測你已經在外面拈花惹草，對你們之間的性生活也會表現出滿不在乎的態度。

如果妻子表現出不滿，那麼她的不滿並不是針對性行爲本身，而是不滿你對她沒有愛的表現，是覺得你對她不夠體貼，而並不是眞的有性的渴望。

其實，性不性當然重要，但並不是最重要的，女性最需要的便是你的愛、你的體貼以及你的關心，而性行爲則是能加強這些愛的表現罷了。

如果你對妻子表現出肌膚之親，除了做愛之外，擁抱、嬉戲、對她說「我愛妳」……等等甜蜜的話，這些小事情，都能促進女性荷爾蒙的分泌。

因此，並不是非要你硬上她不可，性只是結果，而過程才是最重要的。

我之所以提倡脫掉內褲睡覺，也具有這樣的用意。

在前文中曾經提到一個家庭主婦的親身經歷，她說：「脫掉內褲睡覺之後，性器官的皮膚更爲健康，能經常享受性生活。」這種奇妙的作用是夫妻都不穿內褲睡覺，就是如此單純的行動即能發揮出很奇妙的效果。

所以，到了一定歲數時，如果性生活的次數減少，希望你能活用這個能表現愛情，促進性生活的裸睡健康法。

當然，如果有能力享受充滿愛的性生活，就應該積極去享受。

這個時期中的性生活，並不單純只是爲了眼前的享樂而已！

而更重要的是要爲從現在起很長一段時間中，良好的夫妻感情打下穩固的基礎。

## 跳出對性生活的心結

性是夫妻生活中不可或缺的溝通方式，這點我已一再說明。

但是從三十多歲、四十多歲一直到五十多歲，隨著年齡漸大，精力會日漸衰退，有時甚至會發生各種性功能障礙，也只有在這段特殊的時期才會有逃避性行爲的心態。

有一位中年男性，仍然十分有體力，對性充滿熱情，但是在一次性行爲中，卻突然無法持續勃起，使他開始對自己的性能力失去了信心。

他到我的醫院來求診時，已經完全的喪失了自信。幾乎成爲陽痿患者。

這種情況最大的癥結，即在於壓力和疲勞，而其最主要的問題則是：要如何讓自己重新恢復自信心？

男性對自己性能力的自信心是十分複雜的，原本對自己越有信心的人，一旦在性行爲中遇到了障礙，便越會成爲心結，以致難以恢復。

我以同樣身爲男性的立場來考量這件事情，其實男性到了中年，每個人難免都會遭遇到一、二次「性行爲不很順利」的經驗，但只要能抱持著「這是難免的事，不必放在心上」的心態，其實就不會造成心理上的困擾，只是大部分的男性都無法做到。

「無法順利射精」或「無法如願勃起」或「射精無力」或「失去性慾」或「早洩」或「欲振乏力」，這類的經驗只要發生過一次，就會因爲不能釋懷而越陷越深，當然，這些狀況必須要同時考慮身體的狀況，雖然說人人都難免遇到，但是……

前提到的那位「幾乎陽痿」的男性，來我的醫院求醫時，也是一樣的情形，因爲他太在意了，結果病情反而日益嚴重。因爲有了一次不理想的性經驗而感到不安，又造成第二次性經驗不不理想的狀況，漸漸的形成心理障礙，而開始逃避性行爲。

我在診斷之後，告訴這位男士：「不必勉強自己去和妻子行房，暫時先以自慰的方式尋求快感吧！和妻子之間，這段時期就先互相擁抱著裸睡，如果有性慾時也不要擔心太多，直接上了就是，讓自己快樂就好，如果突然失去性慾，中途停止也沒有關係。」

有一天，這名中年男子打電話來告訴我說：「因爲我實在忍不住，還是和妻子發生關係了，這會影響我的治療嗎？」

其實這就是我原本的目的，因此便告訴他：「沒有關係啊，儘管去做吧！」

這名中年男子原先因爲勉強自己射精，爲自己製造了壓力，結果心理障礙越來越嚴重，常在性行爲中途遭遇挫折，我要他「不一定要射精」之後，因爲不再勉強自己，壓力解除，放鬆心情，反而能自然而然享受良好的性生活了。

## 怎樣享受更好的性生活

有些人因爲陰莖較短小，不能持久而感到自卑，一直持續到中年時期。

但是，除非情況很嚴重，否則並不會使性生活發生障礙，既然長久以來仍能享受性生活，以後的日子也無需太在意這些問題。

據說早洩、硬度不足等方面的傾向，對年紀大的人的性生活反而是有好處的。

女性在閉經之後，陰道分泌物的量也會減少，而且體能也不如從前。

這時候如果性行爲時間過長，反而會引起性交疼痛，而且增加心臟和血管的負擔。

而男方如果有早洩的傾向，就不至於產生這些問題，性交時間短就不至於使女方產生性交時的疼痛，也能減輕對於心臟造成的負擔。

正因爲如此，歐洲的中老年女性，普遍都比較不會去計較男人有早洩傾向，她們要的是被愛的那種感覺。

實際上，也有些中、老年女性也認為，「要有足夠的肌膚之親，陰莖插入的時間其實短一點比較好！」因為的愛液少，做久了反而會感到疼痛。

陰莖的大小也是如此，男性也許到了中年仍因自己的陰莖較短小而有自卑感，但女性年紀大了之後，陰道會一年比一年萎縮，因此這個問題相形之下，並不像年輕如狼似虎的年代，演出差一些些，她們並不會太在意的。如此看來，男性應該可以放鬆心情了，但有些人始終無法了解這些事情，有些男性到了中年以後，開始覺得自己的性能力有所衰退，有些人更認為自己「雄風不再」而產生心理障礙，而對性失去了熱情。

「勃起狀態中，陰莖的硬度及大小和以前不同！」以及「性慾沒有以前那麼強烈了。」等現象都是年紀大了之後，自然會發生的情況，但有些人卻會因為太在意這些情況而產生心理障礙。有的則是猛吞藍色小丸子，來表現出威風八面，但在女性方面，她也不會太高興，反而會感到疼痛。我就曾聽過一位太太說：「其實他就是弱了一些也無所謂，我才不願和威爾剛做愛呢！」

到此為止，我們應該都已經了解到「年紀漸長之後，性能力便會逐漸衰退」的事實，並且也知道「心態和想法會直接影響到性能力衰退的速度」。

最重要的是不要有無謂的心結，不要對性失去熱情，而應不疾不徐的享受性生活，並珍惜自己的性能力，能享受性生活的人在以後的日子中才能更有活力。

同時上了年紀以後，前戲的時間最好超過三十分鐘，雙方並且多利用口交滋潤對方，如此就能享受更美好的性生活！

次頁有些對於有關身體的問題，希望你的答案是「是」，至於像「不想把時間花在性行爲上」這些有關心理的問題，希望你的答案是「否」。

如果你的答案卻是「是」，那麼就表示你對性仍有心結。

至於計分的方式，以下的問題如果答案爲「是」則計一點：

2、3、4、5、9、10、12、13

而以下的問題如果答案爲「否」則計一點：

1、6、7、8、11、14、15

將身、心兩大類問題分別計算總點數。

算出來之後，按照下圖，以有關身體的問題所得的總點數爲縱軸，有關心理的問題所得的總點數爲橫軸，看看自己屬於哪一個區域。

## ●自我診斷表

對性的心結程度的測驗

| | No. | 問　題 | 是 | 不是 |
|---|---|---|---|---|
| 有關身體的 | 1 | 只要刺激性器，一分鐘內便會勃起 | | |
| | 2 | 勃起狀態中，陰莖的硬度及大小和以前不同 | | |
| | 3 | 覺得精液的量減少了 | | |
| | 4 | 射精時較無力 | | |
| | 5 | 射精時的快感不若從前 | | |
| | 6 | 每次性行為可射精兩次以上 | | |
| | 7 | 射精之後，陰莖仍能持續勃起大約一分鐘 | | |
| | 8 | 以年紀而論，自己性慾仍算強 | | |
| 有關心理的 | 9 | 性行為時，十分在意對方是否獲得滿足 | | |
| | 10 | 性慾沒有以前那麼強烈 | | |
| | 11 | 夫妻生活中，性是不可或缺的一環 | | |
| | 12 | 以工作忙碌為由，逃避性行為 | | |
| | 13 | 不想把時間花在性行為上 | | |
| | 14 | 隨時都能控制射精 | | |
| | 15 | 只要有心，隨時都能拈花惹草 | | |

針對這個問題，我們設計了一個測驗。
我將它稱為「對性的心結程度測驗」。
以下各問題，請以「是」或「否」來作答。
如果你看了一遍問題，可能已經發現這些都是年紀大了之後，每一位男性有自覺的現象：
這個測驗的計分方式如下，以「是」或「否」的總數來計點，第2、3、4、5、9、10、12、13這幾題中，如果答案為「是」則得一點，如果答案為「否」則沒有點數。而在1、6、 7、8、11、14、15各題中，答案為「否」則得一點。
第1題到第8題是有關生理的問題，而第9題到第15題是有關心理的問題，因此要分開計算得分，再以下圖來判別自己屬於哪一個區域，然後再查閱自己所屬區域所代表的意義。

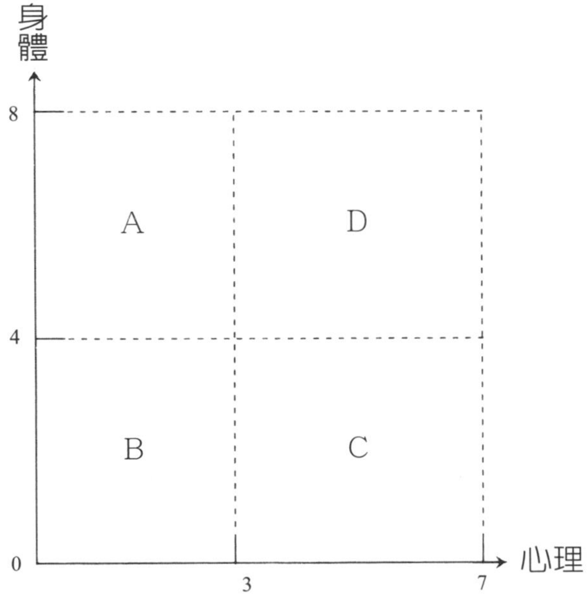

**〔在A區中〕**

對自己的身體狀況漸感不安，但對於性的熱情並未減低，因此應該開始實行「裸睡健康法」，並且放鬆心情享受性生活，這類的人對於性通常趨於太操之過急，因此希望你能平心靜氣的享受性。

**〔在B區中〕**

大致可算是毫無問題，心理要能接受這些隨著年紀而發生的，身體上自然的變化，如果對目前的狀況感到不安，也可以設法稍微改變原有的性生活模式。

**〔在C區中〕**

逃避性的程度確實值得憂慮，對於身體上的變化你似乎並不以爲意，那麼是否懶於有性行爲，或是有什麼事情困擾你，使你對性失去熱情呢？回到家中時更需要釋放自己的情感，不論身體或精神方面都應該要放鬆，你可以試著把出外時的自己和居家時的自己勇敢的區隔開來。

**〔在D區中〕**

有許多自覺症狀，無論是性慾、性感，都明顯感受到正在衰退中，希望你在日常生活中能放鬆心情，要有足夠的休閒時間，並且要擅於利用自己的嗜好或旅遊，來改變環境中的緊張氣氛，如果仍然不能改善，則應求教於這方面的專家。

# 第3章

# 男性裸睡健康法

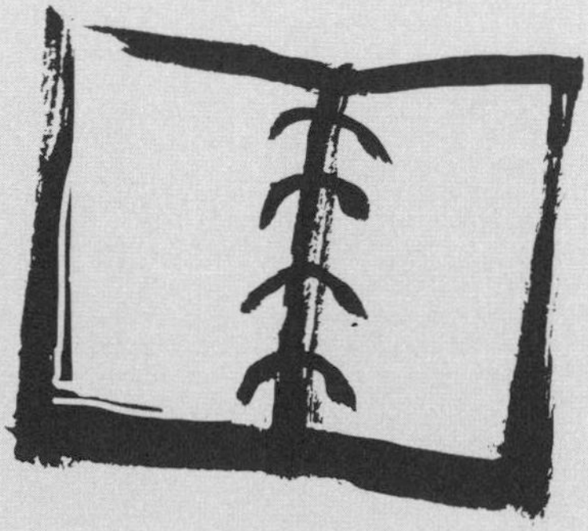

# 男性更年期的障礙

有關男性更年期障礙的問題，也是最近才在醫學界中漸漸明朗的，以前，人們都以為男性沒有所謂的更年期。

第一個提出有關男性更年期障礙報告的是美國的歐迪斯特．維爾納醫生，他在一九三九年時提出：「男性也有和女性類似的更年期障礙。」

某些男性和女性一樣，在這段時期中荷爾蒙分泌會減少，而且造成身體失調。後來，某些醫生十分注意這類的報告，一再研究之後，才知道男性到了中年時荷爾蒙的分泌會漸少，或是分泌得不均衡，因此會出現各種症狀，醫學界終於認定「男性也有更年期障礙。」

一直到最近，因為類似這種情況的男性病例日漸增加，因此才漸漸受到重視。

和女性的更年期障礙一樣，男性在這時期也會出現各種症狀，開始是體力漸漸衰退，接著是煩躁、情緒不穩定、頭暈、腰痛、肩膀酸硬、腹痛、性慾降低、憂鬱症、身心雙方面都有不良症狀發生，也有人因為不自覺而漸漸惡化為精神病，因此，這個問題是絕對不能等閒視之的。

大約從四十多歲後半到五十多歲這個時期，和女性的更年期差不多同時，總覺得不太對勁，一開始可能會以爲是壓力太大的關係，但是治療後卻沒有效果，做有關生理機能的檢驗之後，發現是神經系統或內分泌系統失調，因此才知道自己面臨了更年期障礙。有很多人都是如此的，正因爲認知不足，才導致患者日增。

而對於這類的患者，唯一的方法是，注重日常的健康管理。規律的飲食、工作、家庭、經濟上沒有發生問題，運動、休閒、消除壓力……等各方面都更加積極的實行，如此，更年期便能晚一點來臨，而且症狀也會較爲輕微。

反之，如果飲食不規律，有許多困擾，不注意健康的人就要注意了，稍早一點的人，可能四十五歲就遭遇更年期障礙，所以不要自以爲年紀還不算老就不當一回事。

另外，工作時間的長短不同，菸、酒的程度不同，都會影響到這段時期中的症狀，根據統計，工作時間越長（壓力即越大），越容易導致更年期障礙，而越嗜菸酒的人更容易提早進入更年期。

## 性生活是最好的指標

嚴格的說，雖然症狀的程度各有不同，但男性的確也有更年期。

很遺憾的是，到目前爲止，仍沒有避免更年期或預防更年期症狀的有效方法。

因此，當你覺得自己已經進入更年期時，唯一能做的是儘量減輕症狀。必須注意的是，更年期和各種成人病之間，的確有著微妙的關係。根據報告，更年期是最易罹患成人病的時期，這點我們從經驗上亦可得知。從四十多歲到五十多歲，正是男性生活最爲忙碌的時期，許多事情都形成了壓力，身體狀況容易失調，再加上荷爾蒙分泌不平衡或是壓力過大，免疫功能以及再生功能都會逐漸降低。

這麼一來也就難怪會生病了，因此必須細心的做健康管理，如何度過更年期和未來的生活密切相關。

只有克服了難以度過的更年期，到了老年初期時才能過得更舒服、更健康，而性生活正是更年期障礙的最佳指標。

在前一章最後曾提出一個「對性的心結程度的測驗」如果統計結果屬於D區的人，可以說更年期障礙的傾向最大，反之，如果屬於A區，更年期的障礙也較爲輕微。

在這段時期中能享受各種美好性生活的人，更年期的障礙會較爲輕微，而且未來的日子也會較爲健康。

# 克服更年期障礙的要訣是「裸睡健康法」

會發生更年期障礙的原因是什麼呢?其實眞正的原因很多，並不能確實的說是哪一點，但最大的原因是荷爾蒙分泌的改變。

以女性而言，到了某個年紀時，卵巢的功能便會衰退，因而閉經，女性荷爾蒙的分泌也隨之降低，導致各種更年期障礙，而男性雖然不會經歷閉經，但男性荷爾蒙的分泌也會漸漸降低，再加上壓力等等精神上的因素，因此同樣會導致各種更年期障礙。

男性的情況似乎和女性略有差異，那就是每位女性對於更年期都有基本的認識，但對男性更年期有認知的男性卻較少，正因爲缺乏認識，因此才會有更嚴重的症狀。這便是男性更年期障礙之所以可怕的原因。

另外一點可怕的原因是，男性並沒有像女性以荷爾蒙來治療的有效方法。可能有些人會感到十分沮喪。

不過，雖然沒有有效的治療方式，但卻有使症狀較爲輕微的方式。

第一個方法便是前文提過的——性生活，另外一個方法則是「裸睡健康法」，只要積極的實行這些方法，那麼更年期障礙便能減低到幾乎沒有任何感覺的程度。

「裸睡健康法」爲什麼能使更年期障礙降低呢?

簡單來說，有以下兩個原因：

一、裸睡時，負責分泌男性荷爾蒙的睪丸能冷卻，精巢功能的進行更加活潑，促進男性荷爾蒙的分泌。

二、壓力、疲勞對更年期障礙有直接的重大影響，而裸睡能幫助消除壓力以及疲勞，因此不至於背負著無謂的壓力。

造成更年期障礙的最主要原因，是性荷爾蒙分泌降低，使荷爾蒙分泌失去平衡。再加上各種壓力、疲勞，造成了超乎想像的各種障礙，但是，只要實行了能消除壓力，使精巢功能活潑的「裸睡健康法」，即使面臨更年期，症狀也會較爲輕微，或是使更年期較晚來臨。

## 陰囊以「三重戰術」來冷卻睪丸

說到睪丸，我要在這裏順便問一個問題，「你能說明自己睪丸的結構嗎？」睪丸是我們每天都能見到的生殖器官，但是，說到睪丸的結構，卻很少人知道。頂多也只能回答說：「睪丸是製造精子的器官。」——如此而已！

其實，睪丸是一種非常精良的配備。

睪丸要在低於體溫三～四度的情況中，才能發揮最好的功用，這點前文已經提過。睪丸的溫度越接近體溫，越不利於製造精子。

製造睪丸的能力降低，男性荷爾蒙的分泌當然也就隨之降低。

反之，如果製造精子的能力提高，就表示男性荷爾蒙的分泌更加活潑。

因此，由睪丸就能顯示「裸睡健康法」的效力。

人們通常都以為性荷爾蒙只和生殖有關，其實絕不只如此。

最近的研究指出，性荷爾蒙能使人生活得更有活力，並延遲老化，抑制癌細胞，防止癡呆，有各種極為重要的功能。

如果睪丸的溫度高，那麼肩負重大責任的性荷爾蒙就會降低分泌，為了防止這種情況發生，最好讓睪丸保持涼爽，而穿著內褲，就妨礙了使睪丸涼爽的功效。

睪丸是如何進行「冷卻戰術」的呢？

希望你能了解，這種戰術實在太高明了，也就是「三重戰術」。

一、為了避免溫暖的動脈血液提高睪丸的溫度，在睪丸中有溫度較低的靜脈叢以螺旋狀通過的結構，也就是以靜脈叢進行水冷戰術。

二、陰囊的表皮有許多皺褶，因此表面積較大，有利於冷卻，這便是陰囊水箱式的空冷戰術。

三、將睪丸懸在空中的「精巢提肌」，會配合體溫使睪丸接近或遠離身體，這也就是形狀記憶金屬式睪丸溫度的調節戰術。

關於三的調節戰術，我想讀者一定也有經驗，當你游泳或是體溫下降時，睪丸便會收縮，這正是調節戰術的功能，因爲睪丸溫度過低，便要靠近身體，讓體溫去提高睪丸的溫度，這就是爲什麼陰囊會收縮的原因。

另外，睪丸還有一項特殊的裝置。

觀察睪丸便會發現，左右兩邊的睪丸高度並不完全相等。

如果兩邊的睪丸高度相等，便會互相傳熱給對方，因此兩邊必須高度稍有不同。

我想讀者一定驚異於睪丸竟有如此特殊的功能。

由此可見，保持涼爽對於睪丸而言，的確是非常重要的一件事。

睪丸是一種必須懸於半空之中的器官，而且也不能太貼近身體。

穿著內褲睡覺，睪丸便一整天都被緊緊的束縛著。

如此一來，便扼殺了睪丸好不容易才形成的功能，可以說是一種自殺的行爲，不但扼殺了製造精子的能力，也扼殺了性荷爾蒙的分泌，造成精子量減少，受精能力降低，而且容易罹患癡呆、陽痿，或甚至致癌。

穿內褲睡覺也會造成無謂的壓力，如果因爲穿內褲而妨礙健康，實在是本末倒置。

根據一些研究報告指出，過去的男性和現在的男性比較起來，現今男性的精液量及精子數目，只有五十年前男性的一半左右。

前文曾提到睪丸會分泌性荷爾蒙，不過荷爾蒙並不單只由睪丸分泌，身體其他的許多部位，也都會分泌荷爾蒙。例如，肝臟、腎上腺、甲狀腺、胸腺等等這些部位也都會分泌荷爾蒙，而且分泌的結構十分巧妙。

食物在通過腸內時，因爲腸壁受到食物的刺激，便會分泌荷爾蒙，如果食物較硬，便只會分泌少量的荷爾蒙，而食物的表面平滑、柔軟，便能促進分泌大量的性荷爾蒙。

這也就表示如果細嚼慢嚥，並且維持腸部的清潔（多吃植物纖維便能維持腸部清潔），那麼性荷爾蒙的分泌便會更旺盛，再想一想內褲所帶來的缺點，便不難了解爲什麼現代人較沒有活力，沒有精力。

## 促進男性荷爾蒙分泌的方法

性荷爾蒙是一種非常重要的荷爾蒙，這一點前文已經說明過了。

性荷爾蒙分泌不僅會造成各種問題，精力和生殖能力都會衰退，生命力也會衰退，而且會提早老化，容易致癌、腦中風、心肌梗塞，而且也容易罹患老年癡呆等等。再加上更年期障礙會提早來臨，而且症狀更爲嚴重。

爲了避免以上這些情況，因此我大力提倡「裸睡健康法」。

除此之外，還需要注意以下幾點：

心理因素對荷爾蒙的分泌也有重大的影響。

下面將「促進性荷爾蒙分泌的方法」略作整理：

1．實行「裸睡健康法」。

2．對各種事物要保有好奇心或求知慾，尤其是對於女性。

3．要積極享受性生活。

4．要有除了同事以外的朋友，要和女性朋友保持積極的交往。

5．要笑口常開，因爲笑能促進荷爾蒙的分泌。

6．要有豐富的想像力，因爲創造力是促進荷爾蒙分泌的原動力，而且創造的充實感能促進荷爾蒙的分泌情形。

7．要常刺激視覺、嗅覺、味覺、聽覺、觸覺等等，欣賞圖畫、照片、聞花香、嘗試沒有吃過的食物、聽音樂、甚至跳能接觸異性的社交舞等等，以這些方式來給五官新鮮的刺激。

8．在家時最好穿浴衣式的寬鬆的休閒服，不要穿有鬆緊帶的褲子或緊身牛仔褲等等會緊緊束住下半身的衣物。

9．要注意流行服裝的資訊，並要注意將自己打扮得年輕一點，吸引異性的注意。

10．從事一些自願性質的社會公益活動，自然而然就能對人親切，這種滿足感即能在不知不覺中促進荷爾蒙的分泌。

## 「裸睡健康法」令人欣喜的附加價值——避免性障礙

性荷爾蒙的分泌增加之後，對性的熱情和關注也會提高，而性行為又會形成刺激再度促進性荷爾蒙的分泌，如此形成了一個良性循環。

這種情況下，更年期就會較晚來臨，而且症狀就會輕微到讓你覺得「我沒有什麼更年期障礙啊！」

最大的好處莫過於充滿活力。

雖然「裸睡健康法」能有這麼奇妙的用處，但不是只實行一、二天就能有成效的。實行「裸睡健康法」幾星期之後的某一天，你會突然發現自己已經成為一個有活力的人了，這就是裸睡健康法奇妙的地方。

所以，不要期望「裸睡健康法」兩三天就能速成（不過能睡得好、睡得舒服等效果，都是從實行當天就能有所感覺的），最好能下決心終生實行。將已經實行裸睡健康法的人的經驗談綜合歸納，可以發現有一點共通之處。

那就是「夫妻的感情更甜蜜了」。

不僅只是「性行爲的次數增加」或是「常常有性生活」，夫妻兩人共同實行「裸睡健康法」之後，夫妻之間的情誼也會更加深厚。

看看你四周的中年夫婦吧！然後再看看你們夫妻倆。

夫妻進入中年之後是否彼此之間覺得有點倦怠感了呢？

結婚、養育小孩已二十多年，任何夫妻都難免有些微的倦怠或是距離。

丈夫已經覺得和妻子之間的性生活不再新鮮，這也是難以避免的。

這時候，知道裸睡健康法的夫婦，便能藉由裸睡健康法的神奇效果，縮短彼此之間的距離。

有一個中年男性曾經對我說過：他在實行裸睡健康法以前，幾乎從未仔細看過妻子的裸體，當然，做愛的時候例外，但那時比較注意的也只是胸部和女性性器而已！

「裸睡實在是一件好事，妻子裸睡，我也裸睡，夫妻之間便有非常微妙的感覺，雖然年紀都大了，體型也都變了，絕對稱不上美觀，但是每當看見妻子的臀部、胸部，仍舊會覺得一陣心跳，雖然她就是那個我已看了許多年的妻子，但卻有很新鮮的感覺。」

另外也有女性表示：

「現在覺得性是一件自然的事，以前我即使在丈夫面前也不說陰莖、陰道……等這類的字眼，但是現在說起來卻很自然，例如『昨天睡覺的時候那傢伙露出來了！』丈夫也會說：『妳睡覺的時候腿張得開開的！』這類的對話，當然肌膚之親的機會也增加了，還會一邊說：『喔！妳的乳房最近好像長大了啊！』然後一邊撫摸……」

在性方面能開放是很好的事情。

剛開始時的確會覺得不好意思，尤其是二十多歲之前大都會害羞，而因女性優美的體態而有性慾則是三十多歲時的事，至於中年夫婦的性生活，越開放是越快樂的。

夫妻彼此都裸睡，不必藉由任何道具來促進性生活，因此不會逃避對方的視線或言談，心中想什麼就說什麼。

例如，剛才提到的那位女性能自然而然的說出「陰莖」或「陰道」這類字眼等等，如此一來，便能消除人們心中對性的偏見或成見。

有一次，一位中年男子因爲要治療陽痿，獨自一人來到我的醫院求醫，詢問之後才知道他的妻子並不知道他來醫院這件事。朋友勸了他好多次，要他帶妻子一同來醫院，但他非常頑固的拒絕，堅持要獨自治療。

我認爲他的病不易治癒，因爲他和妻子之間幾乎不會談及兩人的性生活，更何況也沒有告訴妻子這個問題。

果然不出我所料，他來過幾次，病情都沒有改善，最後便不來醫院了。

有些人則不同，他們聽從醫生的勸告，由妻子陪同一起到醫院來。

這樣的人較容易痊癒，因爲妻子會盡己之力幫助他恢復健康。

我認爲：「夫妻之間的性生活是夫妻共同締造的，無法坦白直接討論性生活的夫妻是不可能幸福的。」

有關性方面的問題是否會造成困擾，困擾的程度是輕微或嚴重，症狀能不能恢復，這些都和夫妻之間是否能夠直接討論性的問題有關。

通常能和妻子討論性的問題的人，比較不可能有這些症狀，即使出現症狀，也較爲輕微，而且容易及早恢復健康。

當然，不能直接討論的人，症狀會較爲嚴重，恢復所需的時間也較長。

因此，到了中年時男性所面臨的性方面的問題，可說完全反映於夫妻的態度。

正因爲如此我才認爲觀念要開放，這也是裸睡健康法令人欣喜的附加價值之一。

# 會睡的男人最精神

## 1 晚上八小時，決定白天八小時

### 精英男「過勞死」之謎

小王是人們公認的那種「精英男」，高學歷、高收入，過著高品質的生活。可是小王現在最羨慕的卻是眞正「朝九晚五」的生活，有規律的上班下班，還能和朋友一起聚會。雖然他的工作算起來也是有條不紊的，但是別人開始休息的時候，他的工作才進行到一半，也就是說他一天的工作時間總是比別人相對長很多。

加班加點的工作是他們認爲珍惜時間的表現，一直保持一種前進的姿態。他們沒有休息的時間，因爲隨時都會有人超過自己，從小他接受的教育就是「不甘人後」。他說他在網上看關於「過勞死」的報導，也感到害怕和恐慌，因爲他正過著這樣的生活。但是要改變自己的生活模式也並非易事，對此他感到無能爲力，他說他自己很清楚，他已經提前進入了中年，沒有一點年輕人的風範，而且似乎看到了自己未來的命運，充滿著一種悲觀的宿命論，和平時工作中雷厲風行的狀態完全不一樣。

## 「過勞死」到底是什麼？

「過勞死」最簡單的解釋就是超過勞動強度而致死，是指──「在非生理的勞動過程中，勞動者的正常工作規律和生活規律遭到破壞，體內疲勞蓄積，同時向過勞狀態轉移，使血壓升高、動脈硬化加劇，嚴重到會出現致命的狀態。」

儘管勞動法明確規定：勞動者每日工作時間不超過八小時，平均每週工作時間不超過44小時，但是現在工作時間超過50小時都很常見。在越發達的城市，工作強度和壓力也越大，很容易對工作產生倦怠。因爲工作時間長，勞動強度加重，心理壓力大，存在精疲力竭的亞健康狀態，容易引發身體潛在的疾病急性惡化，救治不及時而危及生命。

過度勞累給人體帶來了巨大健康隱患，而過勞死頻繁發生的事實，也讓正在城市奮鬥的精英們心理充滿陰影，但是又無法停止自己的腳步。終日生活在惶恐之中的精英，身心都無法得到輕鬆。大部分人坦言，他們的生活脫離了正常的軌道，而也沒有體會到功成名就的快樂，隨著時間的推移，他們更懷念單純的簡單生活，嚮往大自然。

## 小細節避免恐怖的「過勞死」

‧早晨醒來，應該先花費5分鐘左右的時間賴床——側臥並深呼吸、打呵欠、伸懶腰、活動四肢，可仰躺對空做騎腳踏車動作，然後再慢慢坐起、穿衣、下床。如果醒來後立即起身，容易引發心腦血管疾病，甚至造成意外死亡。

‧有幾種水最好別喝：裝在保溫瓶裏幾天的開水，反覆煮沸的開水，水龍頭裏停用一夜的「死水」和隔夜茶。

‧研究證明，酒後立即洗澡，體內儲存的葡萄糖在洗澡時會被體力活動消耗掉，因而糖含量大幅度下降，同時，酒精抑制肝臟正常活動，阻礙體內葡萄糖儲存的恢復，加上洗澡時出汗，容易引起有效循環血容量不足，導致虛脫。

‧每天都適合食用的食物：蜂蜜，每天早晨空腹吃一勺蜂蜜，能安五臟，止痛消毒，堅持吃能防止血管硬化；大蒜，有很強的殺菌、抗菌作用；紅棗營養豐富，含有豐富的糖、維生素、礦物質；生薑能促進血液循環，幫助消化；花生含有人體所需多種氨基酸，常吃有助於提高記憶力。

‧人在憋尿時，全身處於高度緊張狀態，胃腸和交感神經會發生暫時性紊亂，血壓明顯增高。

## 男人過勞，要靠睡補

人在過分勞累時，血液中二氧化碳和乳酸會增多，導致四肢乏力、肌肉酸疼，嚴重的過度疲勞、體力透支，甚至會導致猝死，發生所謂的「過勞死」現象。而廢寢忘食的工作，導致睡眠不足，是引發過度疲勞的直接原因。身體長期處於疲勞狀態得不到緩解的時候，就會引發心血管和呼吸系統功能紊亂、消化不良、失眠、內分泌紊亂、性功能急遽下降，導致營養平衡被打亂，還可能會出現腰肌勞損、頸椎病，視力、聽力、記憶力下降。

很多人都自認爲身體健康，但在連續熬夜數晚後，第二天起床就會覺得很疲勞，一閉眼就想睡覺，而且會腰酸背痛，但一到晚上精神又好起來。可別以爲這是小事，根據中醫的看法，是因過勞而造成體內器官陰陽失調，造成體內器官起內訌，互相打架，最後導致器官衰竭而死。

這些不良後果牽制著人體的健康，反過來也會影響到日常生活和工作。在很多人看來，工作和健康就像是魚與熊掌的關係，二者不可兼得。實際上，工作必不可缺，而健康的身體是革命的本錢，最好是找到二者的平衡點，保持健康才是人生的最大願景。

睡眠是身體進行自我調整的時刻，你侵略它的時間，它便侵略你的健康，希望過勞致死的事件可以不再發生。

消除人體疲勞的最佳方法是睡眠。在睡眠憂慮中，全身物質代謝降低，神經細胞可借機吸收各種營養物質，爲蘇醒後神經活動準備充足的能量。同時，人體機能在睡眠中清除毒素、完成細胞再生，所以說一場高品質的睡眠實際是人體機制的自我修復過程，可以迅速消除疲勞，保持精力充沛。

從現在開始，調整自己的生活規律，學會把工作當成生活的一部分而不是全部，儘量減少加班的時間，學著在下班時間享受輕鬆的家庭生活，空出更多的業餘時間來繼續自己的愛好。擁有充足的睡眠，提高睡眠的品質才是保證健康的關鍵點。

很多人睡眠不充足都僅僅是因爲睡前的準備工作沒有做好，也許僅僅因爲一些小的細節就會影響到睡眠品質，只要在睡前做一些消除疲勞的準備，就會睡得更安穩。

- **洗澡** 洗澡可消除體表代謝的排泄物，使毛細血管擴張，有效消除疲勞。但要注意回到住處或活動後，要稍事休息，待心率恢復到平時正常的狀態後再入浴。水的溫度以40℃左右最好，一般洗15～20分鐘即可，不宜過長。

- **睡前熱水泡腳** 熱水泡腳有解乏安眠的作用，水溫可略高一點，以自身感覺微燙爲宜。泡腳可以使血管擴張，血流加速，增強血液循環。

- **按摩** 過量的體力運動造成肌肉群產生乳酸堆積，按摩有助於乳酸儘快被血液吸收。方法是用手捏或用拳頭輕輕敲打小腿、大腿及手臂、雙肩、背部，使肌肉得到放鬆。在一天的行程結束以後，很多人以睡眠或無所事事地坐著作爲恢復體力的方式，其實這是一個誤區。

## 2 體態漸寬，與睡有關

### 「發福」絕對不是「福」

人過中年，幾乎沒有多少男性還能保持自己年輕時的健碩身材了，好像在一夜之間，體重迅速上升，但是自己並沒有感受到自己明顯的變化，仍然認爲自己和前幾年的自己一模一樣。大部分男性表示自己並不排斥長些肉，他們更願意讓別人說「發福」，他們認爲年紀一到就會有很多自然而然的事發生，就像掉頭髮、健忘一樣是一種正常的現象；也有人說，身體發福後會顯得更有威嚴，「心寬體胖」是好生活的象徵，大多數人表示他們喜歡發福之後的現狀。

據調查，女性無法忍受自己發福，更不願意忍受自己的伴侶發福，她們認爲男性發福表示出不性感、不健康、性能力下降的資訊。

人到中年的肥胖不是健康的表現，特別是進入老年之後，會嚴重影響到人體的健康。據美國醫學協會的研究報告顯示，在中年時期體重出現超重或進入肥胖行列的人，死於心臟病的危險性較體重正常者要高出42%。

中年發福原因主要有二：一是吃得不科學，二是運動量減少。

隨著年齡的增長，人體各部位機能開始逐漸減退，新陳代謝變得緩慢。由於工作繁忙，運動時間減少，飲食習慣卻沒有發生變化，攝入的熱量不能及時充分地得到消解，就轉化成脂肪堆積在體內。一些人到中年以後，工作和家庭都趨於穩定，心理上大為放鬆，安逸的生活也會讓人發胖。

肥胖與心血管疾病、糖尿病之間存在著密切的關係，但是減肥者多為女性，男士很少參與。其實減肥並不僅僅是為了外表的美觀，為了健康和長壽，男性也應該隨時注意自己的體重變化，保持標準的身材，因為肥胖對男性的危險性遠遠超過了女性。

成年男性的體重計算方法：（身高－80）×0.7（公斤）標準體重＋10%屬於正常範圍。超重20%屬輕度肥胖；超重50%屬重度肥。

要想中年不發福，就得從發福的原因入手，從改變不良飲食習慣和增加運動量開始。中年人應少吃高脂肪、高熱量食物，在食量不變的情況下，多進食蔬菜、水果、堅果、穀物、豆類；要堅持運動，鍛鍊肌肉，才可能延緩肌肉萎縮的過程。

必須改善飲食結構：許多人都是早餐吃得很簡單，中午在公司的附近隨便吃個便當，晚餐就吃得很豐盛，有時甚至還吃夜宵。殊不知，這種吃法最容易導致肥胖。人們常說：「早餐應吃好，午餐應吃飽，晚餐應吃少。」這是有一定道理的。從現在開始，養成重視自己的早餐，注重營養搭配的健康飲食習慣。

減少看電視的時間。電視「馬鈴薯」不僅僅指年輕人，中年人長期坐著看電視，同樣會長得像馬鈴薯一樣的身材（建議你站著看電視，邊做擺臀扭腰的動作）。適當做點運動，有節律地行走或慢跑，少乘車多步行，儘量不搭乘電梯，徒步上樓，跑步、游泳、散步等有氧運動都是消耗體內熱量的最有效辦法。

## 中年發福的三種體態

**・腰身粗壯的人**　一日三餐的飲食應當妥善安排，少吃那些不易消化的肉、禽、蛋類食品，即使要吃，也應中餐吃，若晚餐吃則容易增肥。晚餐應當以蔬菜、水果爲主，八分飽即可。晚餐後別急於睡覺，晚餐與睡覺之間至少要間隔三個小時。千萬別因嘴饞而吃宵夜。

**・大腹便便的人**　由於平時營養攝入太多，熱量消耗過少，致使過多的營養物質堆積，導致腹部脂肪過多。要攻克腹部上的脂肪，關鍵是改變平日的飲食結構，「少葷多素，儘量少吃」才是保證健康的原則。最好每週停食一餐，只吃水果，這樣能夠讓腸胃盡可能的排除體內毒素。

**・小腹鬆弛的人**　其主要原因是飲料喝過多了，過多的水分會增加腎臟和膀胱的負擔，致使小腹鬆弛。應當嚴格控制每天的飲料，喝水切忌牛飲。

## 中年男人睡眠差，易發福

中年發福當眞是年齡的問題嗎？但依然有中年人保持著年輕時候的樣子，而且會讓人覺得是越活越年輕。你是不是經常加班、應酬、煩躁、不開心？因爲這樣導致時常失眠？是不是會覺得自己最近幾乎沒有安安穩穩地睡過一晚？如果回答都是肯定的，那麼可能造成你發福的眞正原因就是——缺乏睡眠。

從前人們都相信懶惰的人就會肥胖，看見胖子就會嘲笑他好吃懶做。但是近年來，越來越多的研究證明，睡眠不足也是導致肥胖的誘因。中年男性的睡眠時間看上去和之前毫無異樣，睡眠狀況基本穩定，但是他們的睡眠品質卻大幅下降，正是因爲睡眠品質下降導致許多男性到中年時期發福。

所謂睡眠品質下降就是說深度睡眠時間相對減少。在深度睡眠中，身體會分泌生長激素，深度睡眠時間縮短會導致生長激素分泌減少。而男性到了35歲以上，生長激素分泌量比年輕時減少了將近75％，加重了脂肪堆積、腰圍增加和肌肉鬆弛。

如此說來，改善睡眠品質，就可以防止「人到中年的發福」現象。

首先，要養成正確的作息習慣，按時入睡和起床，這樣做才是遵循睡眠與覺醒相交替的客觀規律。順著個人生理時鐘的節奏，找出最合適入睡的時間，嚴格遵守作息時間，能使我們的睡眠和覺醒過程像條件反射那樣來得更自然，進行得更爲深刻。穩定的睡眠時間，可以避免引起大腦皮層細胞的交替興奮，避免產生混亂而失眠。

其次，睡前不要進行緊張的腦力勞動，避免劇烈的運動或體力勞動。最好是在戶外散步，幫助消化，呼吸新鮮空氣，儘量避免興奮、悲傷、憤怒的情緒，帶著輕鬆愉快的心情入睡。

要想保證高品質的睡眠，在睡覺之前刺激性的食物或大量煙酒都不宜。

## 為「發福男」改善睡眠

·**足底按摩** 足底按摩不僅可以消除人體疲勞、緩解精神壓力，還可以治療失眠，提高睡眠品質。其實自己在家就可以進行睡前足底按摩。首先盤腿打坐，足底向上，然後屏氣靜心排除雜念，用雙手大拇指時重時輕地按摩兩足底「湧泉穴」數百下，長期堅持數月就可以明顯感覺到入睡快，睡眠變得安穩。（湧泉穴位於足底前部的凹陷處。）

·**頭部按摩** 頭部按摩屬於非常方便簡潔的按摩方式，具有疏通經絡、降壓止痛、鎮靜安眠的作用。例如，百會穴按摩隨時隨地都可以進行。首先用右手拇指尖在百會穴點按，待局部產生腫脹麻感立即改用拇指腹旋轉按摩，反覆交替進行約30秒，緊接用掌心以百會穴爲軸心，均勻用力按壓與旋轉按摩約30秒鐘。（百會穴位於頭頂，前髮際上約三公分，或兩耳尖連線中點處。）

## 恢復瀟灑身姿的睡眠訣竅

人到中年卻依然保持著瀟灑身姿的大有人在。很多人嘴上會說，他們根本不在意這些，男人最需要的是事業上的成就感。也有人不屑於此，他們認爲只有女人才會一門心思想著保持身材、護理皮膚……追求永遠年輕的神話。

其實，他們不過是心存羨慕或嫉妒罷了！誰都會回想起年輕時的美好時光，那時的自己無論是身體和思想都充滿了無限的活力，反觀如今的自己呢？簡直就是天差地別。不過，只要思想覺悟了，行動起來就非常順利。經過努力，總會找回從前的自己，從前的那一份青春。

必須拋棄陳舊的思想觀念。減肥塑身不只是女性的專利，也不是讓男性蒙羞的行爲。肥胖對人的影響不僅僅表現在外觀上，還會直接誘發多種疾病，嚴重影響健康。減肥是爲了自己的身體健康，也是對自己和家人負責任的表現。

體內脂肪的增加與缺乏睡眠之間有很強的聯繫，由於睡眠不足引起的體內化學反應將會導致體重的增加。同時，人體正常的睡眠習慣被擾亂之後，身體對胃口的調節作用就會失去，很容易發生暴飲暴食，食欲無法得到控制也是肥胖的重要原因。

人在睡眠中，身體處於休眠狀態，不會感知到饑餓；身體自身的修復和新陳代謝會消耗體內的能量，完成營養到能量的轉化過程；身體處於消耗和消解的模式，消化能力和排毒能力都比白天更積極，脂肪、毒素等有害物質都能得到最大限度的清除。而這一切的前提是擁有高品質的深度睡眠。

生活總是充滿了神奇，有的食物看似平常無奇，卻擁有幫助睡眠、防止肥胖的雙重功效，這些食物就是我們的福音，它們是為了「在睡眠中修身」而存在的食物，絕對不可錯過。

**・降低興奮度代表食物——小米粥**

經專家證明，穀物中含有豐富的色氨酸，色氨酸可轉化生成褪黑激素，而褪黑激素有著鎮靜和誘發睡眠的作用。所有穀物中含色氨酸最豐富的是小米，在晚餐主食中加些小米，有利於增加進入腦內的色氨酸數量。此外，南瓜子仁、腐竹、豆腐皮、蝦米、紫菜、黑芝麻等食物中的色氨酸含量也非常高。

**・消除煩躁代表食物——全麥食品**

B群維生素相互間有協同作用，能調節新陳代謝，增強神經系統的功能。全麥食品中含有豐富的B群維生素，具有消除煩躁不安、促進睡眠的作用。燕麥、大麥、糙米、全麥麵包、全麥餅乾等都屬於全麥食品。

・**放鬆神經代表食物——牛奶、核桃**

鈣含量豐富的牛奶被公認爲「助眠佳品」。堅果類食物中鎂含量較多，在臨床上，核桃常被用來治療神經衰弱、失眠、健忘、多夢等症狀。專家建議這些食物同時食用，效果會更好一些。

## 起床與睡眠同樣重要

・清晨的第一杯水非常重要，它可以喚醒你的身體，告訴你新的一天要開始了。人體在夜晚睡覺的時候，從尿、皮膚、呼吸中消耗了大量的水分，早晨起床後人體會處於一種生理性缺水的狀態。但是切忌喝過冷過熱的水，因爲此時腸胃都已排空，過冷或過燙的水都會刺激到腸胃，引起腸胃不適。起床後，應喝與室溫相同的涼開水，天冷時可喝溫開水。

・如果早起對你而言很痛苦，可以打開臥室裏所有的燈，讓自己立刻感受到日光般的明亮，定會很快忘掉睡不醒的痛苦。起床後，拉開窗簾，徜徉在陽光下，走到窗前，做三五次深呼吸，你會感覺身體裏充滿了早晨新鮮的空氣，這麼做可以讓你的身體舒暢地迎接新的一天。

・音樂會讓你精神抖擻，可以用一些節奏感較強的音樂叫醒自己，因爲音樂會促進腦中氧氣與血液的流動，讓身體也想律動起來。

## 3 「啤酒肚」是睡不好的警告

隨著年齡的增長，男性睡眠中的深度睡眠階段越來越少，進而影響生長激素的分泌，使身材走樣，出現雙下巴、啤酒肚。按照民間的說法，「啤酒肚」的元兇就是啤酒，一時間很多人抗拒著美味的啤酒。實際上把喝啤酒與發胖聯繫在一起是沒有道理的，因爲啤酒肚的元兇不止是啤酒。

啤酒可以產生較高的熱量，可提供正常人每天約五分之一的熱量消耗。但是啤酒中並不含有會讓人發胖的脂肪，所以喝啤酒本身不會使人發胖。如果非要說啤酒的不是，也就是啤酒具有促進人體內胃液分泌的作用，能夠增加食欲。飲用啤酒的同時食用含有高熱量的菜餚，容易增加脂肪的吸收，就容易導致肥胖。

那麼，「啤酒肚」眞正的元兇到底是什麼呢？有人說是因爲營養過剩導致，也有人說是營養不均衡造成，還有人認爲是沒有節制地暴飲暴食導致人體發胖……德國醫學會專家最新研究表明，「啤酒肚」與男性的遺傳基因有關，就像女性肥胖從臀部開始一樣，男性的脂肪大部分會儲存於腹部。

當然，每個男人的基因不同，引發「啤酒肚」的可能性也不同。一般來說，因爲營養過剩而出現的「啤酒肚」往往是年輕男性；對於中年人而言，睡眠品質問題才是主因。隨著年齡的增長，深睡眠階段也隨之減少，由於睡眠品質差，荷爾蒙的分泌會隨之減少，荷爾蒙的缺乏會使體內脂肪組織增加並聚集於腹部，而且年紀越大越發明顯。

長時間坐著辦公，缺乏運動，也容易造成腹部脂肪囤積。在工作壓力較大的情況下，不少人會飲食過量，導致消化不良，這也容易造成體重超標。

啤酒肚不僅僅是影響外觀，更是加速衰老的主要因素之一。目前已證明有15種以上導致死亡的疾病與腹部肥胖有直接關係，其中包括冠心病、心肌梗塞、腦栓塞、乳癌、肝腎衰竭。爲了健康，男人們應不遺餘力的消滅啤酒肚。

專家指出，男性一旦年過45歲，就幾乎喪失了深度睡眠的能力。此外，年過50的男性，睡眠時間每十年會減少27分鐘。25歲以下的男性，深度睡眠約占了晚上睡眠總時間的20％；25～35歲的男性則降低到12％；35歲以上的男性，深度睡眠期占不到5％了。

這樣說來，睡眠隨著年齡的變化而減少，是客觀存在的科學道理，但是不能就這樣放任不管，專家建議男性最好從35～40歲就開始進行一些改善睡眠的措施。

安撫煩亂心理。心理干擾是大多數人失眠的原因，生活條件優越的人也不例外，甚至心煩事更多。去掉煩惱的最好辦法是澹泊名利，知足常樂，這樣才能多擁有安詳美滿的睡眠。

養成良好的睡眠習慣，形成自己固定的生理時鐘，讓睡眠形成條件反射。比如睡前喝一杯牛奶蜂蜜，用熱水泡腳，頭部按摩……

睡眠的改善必須是從點點滴滴中逐漸去改善的，並不能像藥物那樣及時生效。大多數人崇尚運動和食療的方式，認爲這才是養生的根本。

錯誤的睡覺方式都需要及時改正，特別是人到中年之後，不良的睡覺方式會讓身體遭受到更嚴重的損傷，而肥胖就在這時更加肆無忌憚。特別是啤酒肚，這是男性健康的頭號敵人。要對抗啤酒肚是一件非常不容易的事情，但是只要找對方法，也能將它一舉殲滅。

## 助眠小花招

・《千金要方》中說：「屈膝側臥，益人氣力，勝正偃臥。」醫生主張以側臥爲宜，主要指半側臥，這樣就保證了周身部位的放鬆、氣血的順暢、臟腑的通達，有利於人體的健康。

・科學地解決失眠問題：嚴重的失眠可以借助藥物治療，但切忌產生依賴性，對付失眠最好的方法是從內而外的調養。

・可以嘗試用寒冷法來解決失眠問題；離開被窩，讓身體凍一段時間，忍耐一下，哪怕已經打哆嗦了，然後蓋上被。雖然聽起來有些不可思議，但是事實證明的確是行之有效的最好方法。

## 4 那些倒楣的睡眠障礙

### 睡眠障礙更愛騷擾男性

男性常見的睡眠障礙有失眠、嗜睡、睡眠倒錯、夢囈症、夢遊症等睡眠障礙。

・**失眠**　在睡眠時間不能安靜入睡者統稱爲失眠。嚴重睡眠不足，整夜睡眠時間少於5小時，表現爲入睡困難，淺睡，易醒或早醒等。失眠可由外界環境因素（室內光線過強、周圍過多噪音、值夜班、坐車船、剛到陌生的地方）、軀體因素（疼痛、瘙癢、劇烈咳嗽、睡前飲濃茶或咖啡、夜尿頻繁或腹瀉）或心理因素（焦慮、恐懼、過度思念或興奮）引起。一些疾病也常伴有失眠，如神經衰弱、焦慮、抑鬱症等。

▪**嗜睡**　足夠睡眠時間後仍經常疲乏、欲睡。它表現的睡眠時間過量，如因各種腦病、內分泌障礙、代謝異常引起的嗜睡狀態或昏睡，以及因腦病變所引起的發作性睡病，這種睡病表現爲經常出現短時間（一般不到15分鐘）不可抗拒性的睡眠發作，往往伴有摔倒、睡眠癱瘓和入睡前幻覺等症狀。

▪**睡眠異常**　指在睡眠中出現一些異常行爲，如夢遊症、夢囈（說夢話）、夜驚（在睡眠中突然騷動、驚叫、心跳加快、呼吸急促、全身出汗、定向錯亂或出現幻覺）、夢魘（做噩夢）、磨牙、不自主笑、肌肉或肢體不自主跳動等。這些發作性異常行爲不是出現在整夜睡眠中，而多發生在一定的睡眠時期。例如，夢遊和夜驚，多發生在正相睡眠的後期；而夢囈則多見於正相睡眠的中期，甚至是前期；磨牙、不自主笑、肌肉或肢體跳動等多見於正相睡眠的前期；夢魘多在異相睡眠期出現。夢醒時患者意識處於朦朧狀態，如果走到危險地方，則可能會發生傷亡等意外。

對於男性來說，睡眠障礙不僅頻繁常見，而且造成的危害也是舉足輕重的。睡眠障礙會使人壽命縮短（但個體差異很大），降低生活品質，並增加了發生精神疾病和抑鬱症的危險，降低自然殺傷細胞的活性。增加了意外和損傷。

## 「補覺」不利於健康

平時忙於工作的男人，睡眠不足或因為某些原因沒睡好，有些人習慣在休息日補覺。睡眠協會的專家指出，這種行為並不能幫助健康，還可能使人更加昏昏沉沉、無精打采。因為人的睡眠時間如果不停發生變化，人體就需要不斷地適應，長此以往，只會擾亂睡眠規律，造成更嚴重的睡眠障礙。

同樣，睡眠時間過長，人的心臟的跳動便會減慢，新陳代謝率也同樣會降得很低，而肌肉組織也會鬆弛下來。久而久之，則導致精神疲勞、身體疲倦、代謝率降低，甚至智力也隨之下降。

## 打呼嚕，男性雄風的隱形殺手

打呼嚕是一種普遍存在的睡眠現象，目前大多數人認為這是司空見慣的，而不以為然。人們經常用「呼呼大睡」來形容睡得香甜，他們認為打呼嚕是睡得香甜的表現。其實打呼嚕是健康的大敵，由於打呼嚕使睡眠呼吸反覆暫停，不僅僅影響睡眠品質，還會減少男性荷爾蒙的分泌，而荷爾蒙睪丸素分泌不足，則會導致男性陽痿。且若夜間呼吸暫停時間超過120秒，還容易發生猝死。

打鼾不僅影響本人的健康，也會使睡在旁邊的人飽受折磨。如果對方的呼嚕聲讓你無法入睡，不妨戴上隔音效果良好的耳塞。另外，也可以利用時間差。愛打呼嚕的人晚些上床，等呼嚕聲如雷時，另一半早已進入深度睡眠狀態了。不過這些方法都是治標不治本，要徹底根治打鼾，還需要知道以下的小祕密：

• **睡前四小時別飲酒：**對於愛打呼嚕的人來說，睡前4小時一定要少喝酒。酒精能夠放鬆喉部肌肉從而令人發出呼嚕聲。酒精在體內代謝方式和時間都因各自體質不同而不同，喝酒容易臉紅的人，體內大部分酒精是通過血液代謝完成；而喝酒不上臉的人，大部分酒精是通過胃完成，因此其代謝消化速度不同，但大概在酒後4～6小時內會完成代謝，因此，打呼嚕的人應保證在睡前4～6小時內不飲酒。如果晚上有應酬，不得不喝酒，在睡前可以選擇喝一些含醋類的飲料，如醋酸飲料或蘋果醋飲料，讓醋內的醋酸有效地中和酒精中的乙醇，達到解酒的目的。

• **不要太肥胖：**肥胖是引起或加重打呼嚕的一個重要原因，在30～59歲的人中，60％的肥胖男性有打呼嚕習慣。據研究，身體脂肪分佈不均，尤其是頸部脂肪沉積與發病關係最大，減肥可取得一定的治療效果。

• **取右側臥位睡姿最健康：**仰臥時，由於舌頭是軟體的，在口腔中往往會向咽部低垂，這樣很容易引起呼嚕，口水也更容易流入氣管引起咳嗽。仰臥睡覺，睡著睡著很可能會突然咳嗽起來。此外，仰臥睡眠雙手常常會放在胸上，這樣還容易做噩夢。取右側位睡姿，因爲心臟在胸腔內偏左的位置，如果採取左側臥的姿勢，會使心臟受到壓迫。右側臥睡時心臟受壓少，胃通向十二指腸以及小腸通向大腸的人口都是在右側，有利於胃腸道的正常運行。此外，肝臟也位於右上腹部，右側臥位時它處於較低位置，血液可以更多地供應肝臟，這樣有利於消化食物及代謝體內營養物。專家指出，側臥時，脊柱多向前彎成S型，四肢容易放在舒適的位置上，可以使全身肌肉得到放鬆。因此，保持右側臥位可防止打呼嚕，對身體健康更有好處。

・**如果無法從始至終保持側臥姿勢，可以借助提醒裝置的幫助**。比較有效的是在睡衣後適當的部位縫一個高爾夫球。高爾夫球大小合適、軟硬適中，是理想的選材。當打鼾者要仰臥時，就會被球硌一下，自然也就改爲側臥，經過一段時間後，就能養成側臥睡眠的習慣。

## 頻繁「夜驚」，好漢也委靡

芝加哥大學的研究人員追蹤調查了多名健康男子的睡眠狀況，他們的年齡從16～83歲。調查結果顯示，這些男子在35～50歲期間的睡眠基本穩定，但深度睡眠時間卻大幅度減少。他們經常在夜間醒來，醒來後清醒的時間隨年齡的增長而延長。

決定一個人睡眠品質的關鍵是深度睡眠階段，深度睡眠時間少也就等於睡眠品質差。決定睡眠品質的因素有很多，而男性隨著年齡增長，出現夜間驚醒的現象引起了專家的重視。

很多人都認爲自己安然入睡，根本就沒有失眠症狀，但是他們第二天依然精神委靡不振。被採訪後才知道他們大多數人常常是因爲噩夢半夜驚醒，驚醒之後，久久無法入睡，甚至會睜著眼睛等待天亮。這和一般的失眠現象是不一樣的，失眠者是從上床之前就無法入睡，而半夜驚醒的人，開始都會順利地進入睡眠狀態，驚醒只是屬於睡眠過程中的突發狀況。

很多人表示，開始他們以爲這只是一種偶然現象，只是被偶然的一個噩夢驚醒，但是到後來他們發現，實際上這樣的情況根本沒有得到改變，而且睜眼等天亮的時間越來越漫長。他們都說，這樣的情況比眞正的失眠還要讓人擔心和害怕。

也有很多人認爲他們睡不好是因爲壓力太大。男性的工作壓力並不見得眞的比女性大多少，但是他們把養家糊口當成自己終生的責任，無論女性有多能幹，男性也還是願意把一切的義務攬在自己身上。無論是現實生活中存在的壓力，還是自身強加的壓力，都使夜間驚醒的頻率增多。

不光是噩夢的誘因，很多人也表示，即使沒有噩夢的騷擾，如果突然想到沒有處理好的工作事項，他們也會在熟睡中驚醒過來，明明是熟睡爲什麼會清晰地想起工作，而且細節都很清晰？實際上，因爲壓力的影響，人們很難擁有深度睡眠。

而且，現代人們的睡眠環境根本無法達理想的狀態，總有不可抗拒的因素會影響到睡眠，比如小孩子很容易在睡夢中驚醒哭鬧，醫生認爲這是由於睡前環境的刺激，比如看電視、興奮地玩耍……同樣，成年人的睡眠也受到這些原因的影響。另外，影響睡眠的環境原因還包括：睡衣的舒適感，被子的重量，燈光，室內的溫度和濕度，室內裝修風格……

半夜驚醒也算是一種睡眠障礙，不僅縮短了睡眠時間，而且嚴重影響到睡眠品質。專家認爲雖然半夜驚醒不等同於失眠症，但是它的持續時間長，而且隨著年齡的增長會更加嚴重。睡眠不足的人群，多爲精神委靡，長此以往，將引發疾病，危及健康。

專家將理想睡眠時間定爲8小時，標準睡眠時間爲6小時。對於繁忙不易休息的人群來說，養成一種規律的生活方式，並堅持長期實施，使自己保持睡眠規律，生活會變得非常舒適。

規律的睡眠方式，可以幫助大家輕鬆地度過一週的時間，可安定生活規律，且並非刻板的生活方式，而是柔和有彈性的安定生活方式。配合自己的生理時鐘調節睡眠時間，有助於在工作、娛樂、學習三者之間取得平衡，還可以挪出較多的時間在週末從事自己較感興趣的各種休閒活動，有助身心平衡，就不會產生「星期一憂鬱症」。

平時可以多食用食醋、糖水、蓮藕、牛奶、葵花籽、大棗，這些都可以幫助人們一覺睡到天亮；睡前切忌不能進行劇烈的運動，減少對神經的刺激；辦公環境要避免深沉、晦暗的色彩，而臥室則不需要強烈的顏色來裝點；睡前切勿猛吃猛喝。

很多人認爲經常做夢影響了睡眠品質，導致起床後，渾身酸痛、頭昏腦脹、精神委靡，而且他們認爲噩夢的影響力尤其嚴重。夢中的奔跑、跳躍、驚慌都異常眞實，夢境中的勞累和恐懼都會延續到現實中來，影響正常生活。要徹底弄清楚這些問題，首先要了解夢境到底是怎樣產生的？人爲什麼會做夢？醫學界認爲，夢境的發生和人體的生理機制和心理機制都有著密切的聯繫。

外界的刺激。比如最近或者當天，也有可能是童年的時候，受到過嚴重的襲擊、打罵、懲罰、受傷……這些外界的強烈刺激，只要被記憶之後，即存儲於腦部。

「日有所思，夜有所夢」的說法也存在著一定道理。許多科學家發現，夢裏往往會重複白天的一些經歷。不過，有的夢卻是無關於現實事情和人物的，根本就沒有任何聯繫和邏輯的夢，容易讓人產生不安的情緒。

對於噩夢或者無跡可尋的怪夢，科學家認爲都是人體心理機制變動而產生的反應，千萬不能依此作爲一種預示的現象。如果噩夢連連，而且眞的感覺到身體不適的情況下，有可能是健康受損的一個信號——

・**身體可能已發生了某些疾病，卻無法被察覺**。因爲在疾病的發生之初，由於病症的刺激資訊微弱，在清醒狀態下由於其他較強的刺激資訊相當微弱，這時，病症的微弱刺激就可以引起大腦皮質的興奮，從而在夢中會出現種種病態的恐怖感受。

・**情緒受到壓抑，心理健康亮起了紅燈**。因爲工作和生活的壓力無法得到紓解，自然的會把這些壓力帶到夢境中去，以險惡、混亂、迷茫、恐怖的環境出現，這噩夢其實正是你目前現實生活環境的一個寫照。

實際上頻繁做噩夢的人，本身就已經存在著各種煩惱、狂躁、憂鬱、孤獨……正是這些心理因素影響了夜晚的正常睡眠，他們通過夢境體驗到了現實中所存在的矛盾和痛苦。但由於心理因素的作用，他們認爲自己的睡眠時間用來應付夢境，被夢占去了自己的睡眠，因而睡眠深度反而變淺了。這樣的睡眠不能使大腦得到充分的休息和恢復，醒後就會感到疲憊。

說自己整夜都在做噩夢的人，實際上只是從夢中驚醒一刻，但是卻會產生一整晚都在做夢的感覺。連續如此的話，即使是鐵人也會被折磨垮掉。爲了緩解症狀，改善睡眠效果，他們會選擇服用助眠藥，增加深度睡眠。

但是，服用安眠藥只能作爲一種輔助治療手段。解除引起睡眠不良的心理因素才是治療的根本方法。採取正確的方法和態度去面對心理上的困難，並逐步地解決現實的困難矛盾，睡眠也能恢復正常，令人痛苦的夢就會減少。

## 5 「睡」與「性」是相通的

### 睡得好才能激情「愛」

古人總喜歡把性與食物放在一起研究，如今人們流行的話題變成睡眠與性。「性」已經堂而皇之地進入了時尚話題。

在這充滿聲色犬馬燈紅酒綠的大時代，對於性愛做詳細的調查已經不再是什麼大驚小怪的事了：「你〈愛〉得有激情嗎？」大多數男女一致認爲因爲睡眠不足引起的疲倦，奪走了他們興致昂揚的「性趣」！

在現代家庭生活中，人們認爲看電視和看書是影響睡眠的主要原因，它們很容易讓人忘記睡覺的時間。大部分人表示，自己常常因爲看電視導致睡眠不足，甚至有失眠現象；另外一部分人則承認，因爲看書和看電視的原因導致了睡眠規律被嚴重打亂，總是會週期性地遇到睡眠問題。

由於睡眠不足，白天也總是昏昏欲睡，精神不振，同時性欲嚴重衰退。縮短睡眠時間，就意味著削弱男人之精力。所以專家建議一定要保證7～9小時的充足睡眠，這對提高他們的生活品質，包括性愛品質都至關重要。

睡眠分爲兩種模式，一種爲非速波睡眠型（深眠約一個半小時），另一種爲速波睡眠型（又稱爲急速眼球運動，經常做夢，始於深眠後，持續約30分鐘），男性於速波睡眠現象中會有勃起現象發生。

從睡眠醫學的角度來說，人在睡眠期間，其自發性的性反應是隨著睡眠結構的變化而有所反應的。在非快速眼動睡眠期，性功能多表現出逐漸降低，但到了快速眼動睡眠期，男性開始出現自發性的勃起現象，這種現象是人體正常的性反應。

很多人認爲，清晨勃起原因是膀胱充滿著尿液才被刺激硬起。

事實上，每日睡足8小時，人會在速波睡眠狀態中睡醒，此時就產生勃起狀態，所以說速波睡眠才是男性雄風的原動力。

醫生認爲多數的陽痿患者沒有良好的睡眠，尤其是不能在快速眼動睡眠期出現自發性的勃起現象。而快速眼動睡眠期的自發性勃起現象明顯減少，就說明這個人的性功能日益低下。在這種情況下，患者更容易出現睡眠障礙。

很多性功能低下或者陽痿的患者認爲，這便是中醫學所說的「腎虛」。因此，喜歡經常服用壯陽藥物，或者購買壯陽的器具，來解決心頭之患。但是這往往使患者性功能低下進一步加重。

其實，好的睡眠比服用壯陽藥物效果更有效，是維持性能力、體力之最佳祕訣。所以，睡得好，才是改善性愛的關鍵。

## 睡前「助性」的食物

- **海鮮：**海鮮和瘦肉一樣富含鋅元素。鋅是男人所必需的一種重要元素，男人每次射精中大概含有5毫克鋅，是每日鋅攝入量的三分之一。因此性生活越頻繁，他就需要補充越多的鋅；如果缺乏鋅將導致性欲低下，精子量少，甚至陽痿。
- **人參：**每天吃1克人參將有助於緩解疲勞和緊張，尤其是對於那些工作壓力特別大的人很有幫助。同時，人參還可以增強人的生命力和提高性欲。
- **銀杏：**銀杏能促進腦部血液循環，但是，很少有人知道，銀杏也會促進陰部血液循環。如果男性勃起有問題，應該食用銀杏。
- **香蕉：**香蕉中含有豐富的蟾蜍色胺，能作用於大腦使男性產生快感、充滿自信和增強性欲。
- **大蒜：**研究證明，大蒜可以迅速增強性欲，而且促進男性和女性陰部血液循環，刺激性感覺。

## 「床上運動」後多甜夢

完美和諧的性生活對睡眠有促進作用。熱情奔放的性行爲過後，緊張激動的身軀得以放鬆，肌肉在滿足之後的疲倦中得以舒展，心靈在愉悅的飄蕩之後得以放鬆，和諧適度的性生活可以說是人類緊張工作操勞之後最佳的休息方式之一。因此，夫妻倆須共同享受性生活帶來的美妙體驗。

和諧的性行爲可刺激全身的觸覺，使腦內形成一種近似麻醉劑的生理活性物質，它具有精神安定的作用，使全身肌肉放鬆。如果一個人正處於性欲旺盛時期而又長時間得不到生理的發洩，神經系統便處於高度的亢奮狀態，焦慮、煩惱，所以性生活不完美會產生失眠的症狀。

同是休息，睡眠是以靜止的形式存在，在安謐恬適中消除疲勞，以便養精蓄銳；而性生活是動態的，更像是一場運動。在睡前做愛可以使夫妻雙方置身於忘我的浪漫情懷之中，可以充分放鬆心身，享受相互擁有、相互關懷、相互慰藉的溫情，可以使一天的思念、饑渴在愛河中昇華，達到最佳的休息狀態，將辛勞的一天在甜美中結束。正因如此，性生活大多數被自然而然地安排在睡前，成爲夫妻生活的一種經常的行爲方式。

完美的性愛有助眠效果。一次酣暢的性運動後，大腦一片空白，睡眠荷爾蒙——松果體素分泌增加，緊張激動的身體開始放鬆，肌肉也在滿足之後的疲倦中得以舒展，睡意自然而然地襲來，有助於消除失眠症。

在一次性生活中，女性消耗的體力僅是男性的三分之一左右。怎樣讓男女在這一共同的過程中都得到充分放鬆，促進睡眠，就成了一個問題。

美國性學家在調查中發現，最有利於女人睡眠的做愛時間是30分鐘，而男人只需3分鐘的性愛，就能獲得高品質的睡眠。

對此，性醫學專家建議，男性在性愛中做足前戲和後戲，充分引起性伴侶的激情，一方面可以保存體力，另一方面也可以縮短女性達到高潮的時間。

美國性愛專建議，性生活後，丈夫可從妻子身後環抱著她入睡（兩人都靠右側睡，因爲心臟在左邊），使雙方身體充分接觸，又不壓迫心臟。這樣的睡姿能讓女人產生最大的安全感，有利於促進夫妻感情和睡眠品質。

還有一些性愛專家也特別指出，裸睡更能使身體得到放鬆，還有利於增強身體免疫能力，能最大限度地消除疲勞。

最佳睡眠時間是保持7～8小時，晚睡者也要保證全天睡眠時間湊足6小時。旺盛的性能力需要用睡眠來維持。

## 睡前不可任「性」的時刻

• **過於勞累期間不宜性生活**。過度疲勞的時候進行性生活，不但會使性快感減弱，疲勞加重，而且次日會出現頭痛，頭暈，注意力渙散，工作無幹勁，腰酸腿軟，易出現早洩、陽痿。

• **患病期要停止性生活**。特別是患病的急性期或患有傳染性疾病的時候，應暫時停止性生活，因爲性生活會進一步消耗體力，使身體抗病能力降低而導致病情惡化，尤其某一方有傳染性疾病時，還可能把疾病傳給對方。

• **妊娠期要慎行性生活**。雖不是絕對禁止，但應有節制。同時，要注意性交時女方腹部不要受壓，性交動作不要過分劇烈。

• **哺乳期宜節制性生活**。由於哺乳期女性主要精力在日夜照顧孩子，勞累疲乏，性欲減退，女性生殖器由於哺乳而處於暫時萎縮狀態，陰道壁較爲脆弱，性交可能造成組織裂傷，引起出血、感染，故男方應避免粗暴動作，節制性生活。

• **性生活次數要適當**。防止過頻，以免影響健康。一般來說，以性生活後不感到睏倦疲乏，不影響工作學習爲原則。

# 第4章

# 女性裸睡健康法

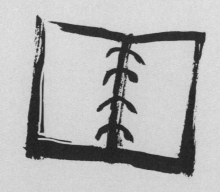

# 能睡的女人才滋潤

## 1 會睡覺的女人，不易變老

### 如果你怕變成「黃臉婆」

「不要變成黃臉婆」，甚至已經成爲很多「剩女」保持著單身的理由，她們高調地宣稱——「拒絕成爲黃臉婆，拒絕婚姻。」每一個女人都想一如既往地保持著自己的青春和美麗，黃臉婆是誰也不想接受的命運。其實，單身不見得就能幫你保持魅力，避免變成黃臉婆其實有很多種方法，很多結婚多年的女人，依然光鮮亮麗。

好萊塢女影星奧黛麗·赫本曾說：「愛吃的女人衰老早，會睡的女人美到老。」

在睡眠中，血液循環更加積極，也就更好地補充著皮膚需要的養料和氧氣，同時帶走各種排泄物；睡眠時生長激素分泌增加，可促進皮膚新生和修復，保持皮膚細嫩和有彈性；睡眠時，人體抗氧化酶活性更高，能更有效地清除體內的自由基，保持皮膚的年輕狀態。所以，睡眠雖然是一個人人都需要的生理過程，但對於天生愛美的女性來說，更需要睡眠。

失眠對於女性，不僅表現爲精神差、心煩、易怒等神經系統的失衡，更表現爲皮膚粗糙、面色晦暗、色斑等內分泌系統失衡。

實際上只要有一兩天睡不著，或者熬夜工作，就會令女人失去神采，皮膚分泌油脂的皮脂腺將變少，皮膚越來越乾燥，越來越粗糙，缺乏光澤，變得晦暗，不容易上妝。如果缺乏睡眠在半年以上，那麼女人的整個荷爾蒙分泌就會紊亂，加重暗瘡、粉刺和斑點的形成，並且精神委靡，容易被疾病困擾，提前衰老。

女人從25歲開始，隨著大腦中松果體的漸漸萎縮與鈣化，分泌的松果體素開始下降。當下降到一定程度時，即使進入夜間，血液中的松果體素濃度仍達不到進入正常睡眠所要求的濃度，就不能很好入睡。

女人在職場越來越風光，但是並不代表她們徹底丟棄了家庭主婦的身分。更多的女性同時保持著女強人和主婦的雙重身分，兩頭照顧，都要爭取做到最好。她們不但要進行緊張繁忙的工作，還要做24小時都做不完的家務。所以，女性相比男性工作量更多，壓力更大。

這些社會因素加上女人經期、懷孕、更年期等生理特性，都會導致女人長期失眠。「特別想美美睡一覺」成爲失眠女人的最大夢想。獲得良好的睡眠，對女人的美麗至關重要。

失眠致使我們的肌膚變得又黃又黑，沒有絲毫光澤可言，醫生把此情況診斷爲「皮膚暗沉」。千萬不要以爲自己的皮膚除了暗一點、黃一點，沒有其他問題就不管了。皮膚暗沉，肌膚粗糙、鬆弛，有小皺紋，這些都是初期老化的症狀。它們不僅意味著你的皮膚已瀕臨「崩潰」，而且也給你的青春打下重重的休止符號。

在人們的印象中，黃臉婆個個無精打采，但造就她們的原因卻不盡相同，簡單算算，可以歸結爲以下六點——

**1．衰老型：**主要是因爲肌膚表面老化細胞的沉積，只要去掉這些老化的細胞，就能讓肌膚淨白、通透。珍珠是一種天然高效的「去黃」營養劑，可以抑制黑黃色素，溫和去除老化細胞，讓肌膚滋潤，柔軟，光滑潔白。

**2．乾燥型：**頻繁、過度的使用美白產品，忽略了補充水分，致使皮膚乾燥、暗啞。即使是夏天，也要堅持補充水分，保持皮膚的濕度，才能讓其他保養品的營養被吸收。美白本身是一個淨化的過程，黑色素從表皮細胞脫落後，需要添加水分及營養來保護皮膚。

**3．曬傷型：**抵擋紫外線，減少黑色素的形成是皮膚保持白淨的關鍵。無論哪一種膚質，要想美白，都要做好防曬。白天出門要擦SPF配方的潤膚液，無論是哪個季節都要堅持這樣做，才能有效阻擋大部分紫外線。

**4．熬夜型：**經常熬夜的女人，睡眠品質不能夠得到保證的同時，會直接導致腸胃功能的下降，消化吸收的功能降低，產生的直接後果，就是使得皮膚不能夠得到充足的營養，導致皮膚黯淡無光。不規律的生活習慣，可能讓你成爲一個不折不扣的黃臉婆。

**5．吸煙型：**香煙的「煙污染」，會令皮膚產生大量的自由基，令血液和淋巴的循環不暢，皮膚毒素不能有效排放，就會使膚色發黃，同時也可能導致色素沉澱。

**6．壓力型：**如果生活、工作、情感方面的壓力長時間不能得到排解，會直接影響荷爾蒙的分泌，肌膚也會相應的失去抵抗力，容易產生斑點，也容易出現雀斑、青春痘，讓臉色變得暗黃。心理壓力影響了生活品質，也影響了肌膚的亮麗。

## 不做「黃臉婆」的睡眠

擁有良好睡眠，對女人的美麗至關重要。

**・足部保暖：**雙腳涼的女人的睡眠品質比足部舒適暖和的女人要差，因此睡前最好用熱水泡泡腳。

**・臥室裏只能擺放鬱金香：**花卉能引起人們的過敏反應，臥室裏不能擺放花卉，而鬱金香不會有引起過敏反應的危險。

・**徹底清潔皮膚**：臉上帶著化妝品或者香水睡覺，會導致皮膚發炎。

## 深度睡眠，養顏加倍

根據女性獨特的生理特徵，每天所需要的睡眠時間應該要比男性至少多15分鐘，才能滿足第二天的腦力和體力能量需求。能睡足自然好，但你每天一大堆工作，甚至勻不出8小時的睡眠？毋庸擔心，只要掌握了正確的睡眠方法，有效的深度睡眠足以維持你的美麗。

睡眠之精髓在於深。對人體的健康起決定作用的睡眠，是晚上的「深睡眠」，6小時的深睡眠遠比12小時的淺睡眠品質高得多。

有的人整日精神委靡，臉色蒼白，面容憔悴，眼瞼鬆弛，與同齡人相比顯得蒼老。或許你以爲是睡得不夠，於是選擇在白天打盹或者晨起賴床。然而不管你再睡多長時間，依舊是精神不濟、渾身酸痛，各種疾病尾隨而來，更不用談什麼養顏。困擾你許久的問題，可能只有一個答案——睡錯了。

睡眠也分對錯？所謂對錯指的是，你的睡眠屬於深度睡眠還是淺睡眠？

深度睡眠才是人體需要的眞正的睡眠，在入睡後不久就能達到，爲時90分鐘左右。此間所有身體的功能活動下降，呼吸慢而平穩、心率和血壓降低、新陳代謝減緩，表現副交感神經佔優勢；腦電波速度變慢，波幅變大；體溫下降；生長激素分泌達到高峰；免疫物質產生最多。

女性朋友們可以來做這個小測試，看看你是否缺乏深度睡眠。

入睡困難，就寢後30分鐘還不能入睡。

睡眠不安穩容易驚醒，而且每次驚醒的時間超過30分鐘。

早晨睡醒過早，而且一旦醒來就再也睡不著。

如果出現上面其中一種情況，同時起床後覺得渾身乏力、頭腦不清醒、頭暈頭疼等，而且這種狀態長時間持續出現，毫無疑問你就是缺乏深度睡眠。

在深度睡眠期間，腦垂體分泌的生長激素將達到分泌和釋放高峰。這些生長激素能促使身體各組織的蛋白質合成增強，促進脂肪分解，並維持人體代謝旺盛，進行大量合成，從而使人臉色紅潤，少見皺紋。女士們，這就是「年輕」的祕訣。

同時，深度睡眠時體內的催乳激素和荷爾蒙不斷在分泌，能夠刺激人體免疫力的增強，亦能保證人體健康，從而給人美麗的資本。

深度睡眠還能使人保持著充沛精力，心情舒暢，具有敏捷的思維能力、準確的決策和判斷能力以及高效率的辦事能力，帶給人們充實和幸福的生活感；相應的只要內心舒暢，也會促進體內激素的分泌，加強皮膚的新陳代謝，幫助皮膚恢復光鮮亮麗。

有人說好皮膚是夜間養出來的，說的就是深度睡眠起到的重要作用。深度睡眠一般在晚上12至凌晨3點。所以，一定要保證你從11點直到凌晨3點，處於睡眠狀態。最好在11點之前就上床準備睡覺，因爲總是要經過大概一個小時左右才能進入深度睡眠。

對於睡眠不是很好的人來說，冰糖蓮子羹、小米紅棗粥、藕粉，或龍眼肉、百合，或一杯牛奶、一塊茯苓餅……都可以幫助安穩入睡。

據有關研究表明：女性比男性進入和保持深睡眠的難度幾乎高出一倍！所以愛美的女性們更應珍惜這段時間，讓它給你的肌膚充足的時間好好保養。日積月累，趕走疲勞，借深度睡眠來保持你美麗的容顏。

## 深度睡眠三不要

**一、不要在睡前使用手機：**研究發現，如果睡前使用手機，手機的輻射可能會刺激大腦的壓力處理系統，使人更警覺，精神更集中就需要花更長時間才能進入深度睡眠狀態，其深度睡眠時間也會縮短。

**二、白天不要過多的小睡：**白天打盹不要超過20～30分鐘，且不能在下午3點後。白天睡得過多，會減輕夜間睡眠欲望，產生輕度失眠的症狀。

**三、不要開燈睡覺：**生理時鐘是靠外界的光源、溫度等判斷時間的，開燈入睡會阻礙大腦放鬆。光線會阻礙褪黑激素的分泌，從而影響睡眠。

## 「睡」是最好的化妝品

人類把睡眠比作生命的源泉，只有好的睡眠才有美麗的存在，當失去了它，你的美麗就會被盜走。美麗的女人要吃好飯、睡好覺才能讓美麗永駐，溫暖人生。醫界對睡眠有個巧妙的比喻——「年輕女子需要它，中年女人渴望它，年老婦女求之而不可得。」

在職場，不化妝是對別人的不尊重。而如果你缺乏睡眠，也就等於你根本沒有化妝，即使你眞的擦了不少的化妝品。

「愛美之心，人皆有之。」對女人來說尤為如此。女人天生愛美，然而卻總是抱怨留不住歲月的腳步，擋不住容顏的憔悴。女人們一生的事業就是堅持不懈地追求美麗，然後又絞盡腦汁地想盡辦法留住這份美麗。

其實，不用大肆去搜索美容產品，也不用在化妝品上下重金，只要你能保持充足的睡眠，就能光彩照人！這絕對不是夸夸其談，詩人拜倫說過：「早睡早起最能使美麗的臉鮮豔，並降低胭脂的價錢至少幾個冬天。」良好的睡眠往往是美麗的前提。

一旦睡眠品質不佳，皮膚立即就會給出信號，皮膚顏色晦暗，或顯得蒼白缺乏營養，同時皮下細胞迅速衰老，出現皺紋，甚至變粗糙，而且眼睛周圍皮膚色素也會發生異變，出現黑眼圈，還會使眼白混濁不清。如果長期睡眠不佳，會造成不利的後果。

有時候，雖然知道睡眠不足給我們帶來的創傷有多大，也努力讓自己變成一個睡美人，但是我們卻不知道如何去獲得睡眠帶來的美麗，因爲我們對睡眠的誤解太多太多。

當你睡眠充足的時候，你的皮膚會呈現光澤，但不是說，凡睡夠8小時就一定如此。對於你的肌膚來說，晚上11點至第二天凌晨4點鐘，這一段時間必須睡得很甜才好。這一段時間的熟睡，對於肌膚的保養是十分寶貴的。正因爲如此，美容專家才說：「美麗的肌膚在夜晚誕生。」

睡眠充足對皮膚比任何化妝品都要好，這對中年女性尤其重要。因爲人到中年往往是人生最繁忙的時候，況且女性中年是皮膚變化最大的時期。對於過度疲勞與睡眠不足是必須避免的，否則會使你的皮膚失去光澤而老化，平添許多皺紋。相反，若是擁有充分的睡眠，不但消除了疲倦，皮膚也會緩過勁來，在你感到神清氣爽的同時，皮膚舒展潤澤，暫時形成的皺紋也會消失。疲倦是皮膚衰老的加速劑。

光滑、紅潤、富有彈性的皮膚，有賴於皮膚眞皮下組織微血管的充足營養供應。皮膚微血管暢通時，皮膚紅潤光澤；反之，則顏色晦暗，或顯得蒼白缺乏營養，以致皮下細胞迅速衰老、出現皺紋，甚至變得粗糙。一般來說，正處於青春發育期的少女，每天要睡足8小時，中年婦女每天應睡足7小時。經常熬夜對面容損害很大，所以如果晚上要工作到很晚才能睡的話，應午睡1個小時左右，以保持精力充沛。

常言道：女人不因美麗而可愛，是因可愛而美麗。所以說，有的女性外表看起來並不很美麗，但如果朝氣蓬勃，精神煥發，就會有一種健康的美折射出來，使人產生與她接近的興趣。

## 加速衰老腳步的睡法

・**帶妝睡覺：**睡覺前不卸妝。皮膚上殘留的化妝品堵塞毛孔，造成汗腺分泌障礙，不僅容易誘發粉刺，而且時間長了還會損傷皮膚，使其衰老速度加快。

・**戴胸罩入睡：**戴胸罩入睡，讓乳房長時間受壓，淋巴液回流受阻，有害物質滯留乳房，會導致疾病，特別是誘發乳腺腫瘤。

・**帶飾物入睡：**金屬的飾物長期對皮膚磨損，不知不覺中會引起慢性吸收以至蓄積中毒；帶飾物睡覺會阻礙機體的循環，不利新陳代謝，這也是帶飾品的局部皮膚容易老化的原因。

・**微醉入睡：**應酬較多的職業女性常會伴著微醉入睡，睡前飲酒入睡後易出現窒息，容易罹患心臟病和高血壓等疾病。

・**睡前生氣：**睡前發怒，會使人心跳加快，呼吸急促，思緒萬千，以致難以入睡。

## 2 睡不好？你的臉蛋抗議了

隨著男女平等口號的提出，到現在爲止，大多數女性擁有了她們希望擁有的工作、尊嚴、獨立、個性……當女人得到這一切的時候，她們也注定要失去另外一個重要的東西——時間。

相同的時間內，男人就只需要負責事業，而女人不同，她們將犧牲更多的時間去打拼工作、照顧孩子、照顧家庭，而被犧牲掉的時間，就可能是她們用來自我調養、享受和睡覺的時間。

睡覺時間被犧牲，絕對是女人最大的損失。睡眠的缺乏就相當於腸胃缺乏食物一樣，肌膚將因爲缺少睡眠受到巨大的損傷，暗瘡（青春痘）、黑眼圈、色斑……隨之而來，這意味著將要用更多的時間人爲地修復她們受損的肌膚。

### 暗瘡（青春痘）的護理

不少女性臉上都留下了暗瘡印，鼻頭又有很多黑頭，這些情況是油性皮膚的最大毛病。由於油脂分泌過多，阻塞毛細孔，加上空氣污穢物浮游，與油脂接觸後，會令毛孔油脂氧化變成黑頭；若再加上細菌滋生，毛囊發炎，便會發生暗瘡。

治療暗瘡最關鍵的是保持皮膚的清潔、毛孔的暢通，定期做臉部護理，儘量不用手亂擠；避免使用色彩化妝品，特別是粉底；注意防曬。暗瘡是青少年時期最容易出現的皮膚症狀，如果護理不當，則會留下永久的印記。消除暗瘡印記則是非常困難的事情，所以，在暗瘡出現之時就好好護理，使其根治，就可以避免日後的大煩惱。

很多人認爲只要過了青少年時期就不會再遭遇暗瘡的襲擊，而疏於防範，實際上只要皮膚體質沒有發生改善，就永遠爲暗瘡創造著機會。

一旦臉上出現暗瘡，最直接的反應就是用手擠掉它，這是最錯誤的一種方法。正確護理暗瘡的方法應該是：

・**徹底地清潔肌膚：**在洗臉之前，應該徹底地清洗雙手；不要用刺激的肥皀洗臉，適合油性暗瘡皮膚使用的是中性洗面乳；定期使用磨砂膏去角質，提高淋巴液、血液的流暢；收斂化粧水可以讓毛孔變細緻；通過對皮膚溫和按壓以及按摩可以提高淋巴液、血液的流暢，且不會刺激皮膚，也不會使發炎現象再度蔓延。

・**調整消化道功能：**中醫認爲消化道功能不好，脾胃濕熱，上蒸肌膚，可以使暗瘡加重。所以應該保持大便通暢，有利於濕熱毒邪的排泄，養成每日大便的習慣，同時多吃粗糧和富含纖維素的食物，如芹菜、豆角、絲瓜、白菜等。如果長期便秘的話，可以每天用少量的番瀉葉泡茶喝。

・**改變飲食習慣**：暗瘡的發生主要和皮脂的旺盛分泌有很大關係，所以凡是能增加皮脂的食物都應該少吃，比如：油炸食品、肥肉、奶油、甜食等。另外，刺激性食物也應該儘量控制，如：飲酒、蔥、薑、蒜、辣椒、胡椒、香菜等。

## 睡前面膜，暗瘡跑光光

暗瘡肌膚雖然不能過多地使用化妝品，但是有的面膜能夠幫助護理，減輕症狀和殘留的印記——

・**香蕉敷面**：將去皮香蕉磨碎，用手指沾著塗面，20分鐘後用加少量水的鮮奶洗淨。這種方法適合任何一種皮膚，一週一次，可軟化角質，淨白皮膚。

・**紅酒蜂蜜面膜**：將一小杯紅酒加2～3勺蜂蜜調至濃稠的狀態後，均勻地敷在臉上，八成乾之後，用溫水沖洗乾淨。紅酒中的葡萄酒酸就是果酸，能夠促進角質新陳代謝，淡化色素，讓皮膚更白皙、光滑；而蜂蜜具有保濕和滋養的功能。

・**清爽面膜**：將綠豆、薏仁、白芷、滑石、天門冬、金銀花等量磨成粉，再全部混合在一起；將中藥粉加適量的水調成糊狀；洗淨臉後將混合的敷料塗於臉上，敷約20分鐘就可以洗掉了。綠豆和薏仁除了能讓肌膚感到清爽，它本身還有退火、解毒的功效。

## 告別討厭的黑眼圈

熊貓眼長在熊貓臉上是國寶的象徵，但黑眼圈長在一位美女臉上，無論著裝有多麼時髦，妝容有多麼靚麗，無疑是最大的敗筆。黑眼圈是女人常見也是最不好解決的問題。雖然煙熏妝大行其道，但是卻沒有人會包容「天然黑眼圈」的存在。

對於大多數人來說，黑眼圈是由於經常熬夜，缺乏睡眠，過度用眼，致靜脈血管血流速度過於緩慢，眼部皮膚細胞供氧不足，靜脈血管中二氧化碳及代謝廢物積累過多，形成慢性缺氧，血液較暗並形成滯留造成眼部色素沉著。

黑眼圈是一種常見的困擾，它會讓人看起來很疲倦沒精神，很多人想要去之而後快。除去先天遺傳因素外，經常熬夜、抽煙飲酒或長時間用眼影響眼部血液循環，都會引致黑眼圈的產生。學習怎樣預防黑眼圈，才是最根本的解決之道。

注意以下生活細節——

1．最好不要長時間戴隱形眼鏡，因爲隱形眼鏡透氣度低，容易使眼睛疲勞，致使血液循環不暢。

2．保持體溫，因太冷的環境會令眼部血液不流通，產生黑眼圈的機會就高些。

3．多做有氧運動，使全身各個部位都能得到運動和鍛鍊。

4．保證在晚上11點到凌晨3點處於深睡狀態，血液循環系統在這個時段處於最佳狀態。要知道熬夜才是黑眼圈產生的元兇。

5．塗乳液或敷面膜時使用電腦、手機都不宜，因爲輻射波會影響循環系統，令黑眼圈產生。

6．最好用不含雜質蒸餾水或冷開水清洗；用化妝棉球或柔軟的白棉毛巾輕抹肌膚；動作要輕柔，以免扯傷薄弱的皮膚；再用柔軟面巾輕按眼睛四周皮膚。

7．若因肝功能不好而導致黑眼圈，須吃芹菜、茼蒿等綠色蔬菜，水果則宜多吃柑橘類。

8．多喝白開水、紅棗水、蘿蔔汁或番茄汁，可以消除眼睛疲勞，有助加速血氣運行，有效地將體內廢物排出，減少淤血積聚，亦可減低因貧血導致的黑眼圈。

9．定時補充鐵元素及維生素C，如豬肝、菠菜、番茄等食物。

## 臨睡前突擊趕走黑眼圈

・熱雞蛋按摩法：雞蛋煮熟後去殼，用毛巾包裹住，合上雙眼用雞蛋按摩眼部四周，可加速血液循環。

・馬鈴薯含有大量的澱粉，可以補充眼部需要的營養，將馬鈴薯去皮洗淨，切成約2公分的厚片，外敷眼部5分鐘後，用清水洗淨。

・蘋果和柿子含豐富維生素C，用來敷眼，可以增強皮膚的新陳代謝。
・用泡過的茶包擠出茶水後的茶包袋來敷眼。

## 祛除色斑煩惱，還你靚麗容顏

正如人們常說的「一白遮百醜」，並不是說白色皮膚到底有多漂亮，而是因為皮膚淨白的會讓人產生想親近的感覺，看上去也比一般人更可愛。所以，長相很多時候其實是被弱化的，人們第一直覺在乎的是皮膚，猶如我們會在乎事物的質感一樣。

如果皮膚佈滿了色斑、斑點的話，第一時間就會讓人覺得「髒髒的」，即使你的五官很精緻、美麗也會大打折扣。一旦出現了色斑，再好的化妝品也無濟於事，其實這不單單只是的皮膚問題，這些色斑也是內分泌不穩定時受到外界因素不良刺激引起的。

**一、遺傳原因**　異常染色體遺傳是雀斑主要原因。兒童5歲左右開始，就會出現色斑，以女性居多，春夏加重，秋冬減輕。

**二、紫外線照射**　日光中的紫外線照射是色斑形成的重要原因，當皮膚接受過多日光照射時，表皮就會產生更多的黑色素顆粒，可以吸收紫外線，保護人體免受傷害。這就是需要防曬的原因所在。而且，紫外線的照射還會引起黃褐斑、雀斑顏色加深。

**三、內分泌原因**　內分泌失調也是女性產生色斑的一個重要原因，經期和妊娠期的體內性激素水準的變化，會影響黑色素的產生。另外，內分泌不穩定時通常引起情緒不穩定，也會間接引起色斑形成。

**四、生活習慣問題** 壓力、偏食、睡眠不足等不良生活習慣也會令黑色素增加。所以睡眠時間不穩定的人，皮膚的代謝率也不佳，會影響黑色素顆粒的產生。

睡眠不足是一般人群常見的色斑形成的原因。由於睡眠不足，造成肌膚無法順利代謝，老化角質堆積在皮膚的表面，肌膚自然沒有光澤。長期熬夜之後，有些人的顴骨、眼下皮膚的斑點增多。這是因爲皮膚代謝減慢，白天積累的色素沉澱不能及時排出，睡眠不足打亂了內分泌，內分泌不穩定就會表現在皮膚上，加上電腦螢幕、燈光的輻射也會造成色素沉著。

祛斑是女人愛美事業中的重量級工程，睡前小運動，幫助深度睡眠——

**擺動法：**自由站立，全身放鬆，雙手有節律地上下擺動，雙腿帶動身體進行有節律地抖動，10分鐘左右。

**自我按摩：**用手指推眼眶周圍，後揉太陽穴還有眉心等各2分鐘，然後揉按風池穴（頸椎兩側的下陷處）3分鐘。

**深呼吸：**睡覺前數自己呼吸的次數，同時做深長的呼吸，呼氣時儘量呼盡，吸氣時儘量吸足，吸氣時想像氣吸入腹部，吸氣呼氣都要緩慢。一般36次左右。

**慢跑：**臨睡前做一些如慢跑之類的輕微運動，可以促進體溫升高。30～40分鐘後睡覺的話，人將很容易進入深度睡眠，從而提高睡眠品質。

**簡單的芳香療法：**都市人往往因為白天的壓力過大或太過緊張，到晚間仍是久久無法放鬆。借助減壓助眠的芳香療法，可以安定精神、安撫情緒、提升睡眠品質，不單是女士們，其實男士也不妨一試。

**·在臉上下工夫——**

去角質、再按摩：早上洗臉後可接著進行去角質，讓皮膚變得乾淨。之後再搭配使用臉部按摩霜，透過按摩手法可以幫助肌膚蘇醒，讓灰暗膚色重新變得明亮。

防曬不分時間和季節：如果經常晚上加班會在電腦前時間很久，或者所處環境的燈光較強，「少睡美女」一定要加用隔離或物理防曬來保護自己的皮膚，絕不能省略。

## 睡前的祛斑面膜

**·蘋果檸檬面膜：**蘋果去皮切塊，搗成泥狀，滴入1滴檸檬精油，敷面15～20分鐘後用熱毛巾洗乾淨即可。具有使皮膚細滑、滋潤、白皙的作用，還可改善暗瘡、雀斑、黑斑等症狀。

**·蜂蜜檸檬面膜：**雞蛋清一個，蜂蜜一小勺，檸檬精油1滴，橄欖油10滴、麵粉適量，混合後攪拌成膏狀，敷面後15～20分鐘取下，用溫水洗淨。堅持使用有較顯著的祛斑效果，並能使皮膚清爽、潤滑、細嫩，長期堅持能延緩皮膚衰老和去除色素。

• **番茄玫瑰面膜：**將番茄壓爛取汁，加入適量蜂蜜或牛奶，玫瑰或乳香精油1滴，加少許麵粉調成膏狀，塗於面部保持15分鐘左右取下，用溫水洗淨。牛奶中的豐富營養成分，可防止皮膚乾燥老化，並有美白效果，長期使用還具有祛斑除皺等功能。

## 拯救粗糙暗沉的肌膚

現代社會的女人即使事業再成功，化妝品再高級，也避免不了皮膚暗沉的問題。皮膚暗沉和黑眼圈、斑點不一樣的是，它所呈現出來的是精神面貌不佳，老是一副好像沒有睡醒的樣子。

細胞缺氧，代謝不暢，這跟現代人無規律的作息、缺少運動、飲食不健康、壓力過大很有關係。夏天因爲天氣濕熱，更容易引起人體循環失調，而且高溫日曬令皮膚裏的水分和養分更容易流失。人體短時間還可以抗拒睡眠不足導致的人體疲倦，但是皮膚的不良反應會直接表現出來。睡眠不足導致了血液循環減慢，血管收縮，限制了紅細胞數量，皮膚也因此變得蒼白而乾澀。

每個人肌膚體質是不一樣的，我們應該按照自己的肌膚體質來改善粗糙暗沉的現狀，對症下藥才能最快最徹底地解決肌膚問題。

◎**酸性體質的肌膚——**

酸性體質的人通常習慣大量攝取酸性食物，當酸性食物攝取過多時，體內血液的酸度增高，血液流通的速度減慢，皮膚的微循環不暢，容易導致油脂分泌紊亂，皮膚就會出現暗沉、沒有光澤，毛孔粗大，粗糙等現象。

·**喚醒你的酸性肌膚**　對於酸性體質的人來說，要改善皮膚問題，最關鍵是要改變皮膚的微循環，促進皮膚的新陳代謝。因此，每天清晨清潔肌膚時，分部位有重點地進行。先用醒膚水拍打皮脂分泌旺盛的T字部位，再用去脂力較弱的潔面乳按摩洗淨面頰部。拭乾水分後，為皮膚噴上醒膚水，同時輕輕拍打。

·**營養按摩**　按摩可以起到強化血液循環、促進皮膚新陳代謝的作用，但是在皮膚缺乏營養的狀態下按摩，卻容易導致皮膚疲憊乾燥。將營養型按摩霜在手心搓熱，再與皮膚接觸，借助加溫的這個小動作，可以幫助皮膚更好地吸收按摩霜中的營養。

·**先補水再保濕**　酸性體質的人血液流動的速度較慢，皮膚水分不足，一定要先補水，再用保濕乳液增強皮膚抗乾燥能力，最後用防曬隔離霜。為了讓酸性皮膚得到充足的水分補充，每週至少應該使用兩次深層補水面膜。

**・加強抗氧化、多效隔離**　酸性體質的人，皮膚容易受外界環境影響，特別需要抗氧化。超強過濾防護膜能有效地隔離惡劣環境和彩妝的侵害，淨化內層肌膚組織，幫助修復紫外線造成的皮膚問題，抑制黑色素的形成，淡化色斑，還可爲皮膚提供輕盈透氣的呵護。

**・抗敏防曬同時進行**　容易敏感的酸性體質，無論肌膚性質如何，最好都使用抗敏型的防曬產品，提升皮膚對抗外界刺激的免疫力，防患於未然。

## ◎鹼性體質的皮膚問題——

強鹼性體質的人，皮膚細胞的更替速度很快，腺體分泌旺盛，汗液大量分泌，使皮脂腺酸度減低，皮膚趨向鹼性時，皮膚抗病能力就會下降，同時細菌易於侵入，容易感染皮膚病。

**・選擇弱酸性洗面乳**　對於強鹼皮膚來說，保護皮膚最重要的一點是保持皮膚的清潔，經常洗浴，避免過多的汗液和分泌物刺激皮膚。鹼性體質的人宜選用弱酸性潔面乳液，此外，潔面時亦不應使用潔面刷、海綿或絲瓜絡，以免因摩擦而造成敏感。

**・爽膚**　強鹼性體質的人，代謝速度快，皮膚不僅容易油膩，而且會比酸性體質的人更容易顯得粗糙。每天堅持使用性質溫和且不含酒精、香料的爽膚水，潔面後用食指、中指及無名指指腹輕彈在皮膚表面，可令皮膚保持柔嫩。

・**重點清洗** 只要不是乾性膚質，就有必要在T字部位進行重點清潔。尤其在毛孔粗大的局部，用深層清潔按摩膏，誘出油脂，再用清水洗乾淨。

・**使用精華液** 精華液提取自各種生物中之精華成分，活性極高，對於修復皮膚療效非常迅速，還能幫助皮膚平衡pH值。

・**控油是關鍵** 即使是秋冬季節，也要使用控油配方的日霜。同時還要注意鎖水，給皮膚高度保濕，以減少因乾燥而造成的癢痛。

## 睡前三件事喚醒沉睡肌膚

一、**多補充維生素：**缺乏維生素，皮膚容易粗糙乾枯，從而引致皮膚炎症、脫皮等敏感症狀。在含豐富維生素的蔬果中，梨與奇異果是首選，多吃可以增加酸性皮膚組織的抗敏感能力。

二、**洗臉：**洗個冷熱水交替的臉，或者用冰水直接敷臉；用棉片蘸取冰過的脫脂牛奶敷眼睛。

三、**去死皮：**使用去死皮素，它們含有肌膚軟化劑，能夠吸附在表層的角質細胞上，然後在清潔的過程中將它們從肌膚上帶走。

# 3 從不發胖的「睡美人」

## 好好睡，身材才會一級棒

這是一個以瘦爲美的時代，雖然這種觀點遭到很多人士的反對，但是依然沒有阻止女人減肥的狂熱。爲了使自己看起來更美一些，多數女性都比較注重自己的身材，希望自己看起來苗條而有曲線美。一些自認爲身材不夠完美的女性就想盡各種辦法去減肥，甚至是極端的手段，於是又引發了一系列的唇槍舌劍。

而事實證明，瘦也是一種健康！爲了健康我們更應該健康的瘦身。調整飲食結構，參與極限運動、有氧運動，冥想靜坐、旅行……一時間都打著健康瘦身的旗子，讓女性趨之若鶩。然而，她們忘記了，睡眠其實是最好最方便的瘦身方法。

很多職業女性上班時奔走於職場，下班又要參加各種應酬，晚上回家還要加班，導致自己睡眠時間嚴重減少。多數女性甚至認爲，體力上的透支，包括減少飲食、過度勞累、睡眠減少總會讓人減重。殊不知，睡眠減少與肥胖有著及其密切的聯繫。

平均來說，每晚睡眠時間低於5小時的成年女性，她們的體重平均要比那些睡眠達到7小時的女性重10克左右。每晚睡眠6小時的成年女性，體重則要比睡眠7小時的女性重7.5克左右。每天睡眠時間為6小時的女性與睡7小時的女性相比，體重大幅度增加的比率高12%。

睡眠不足的人普遍健康意識淡薄、飲食單調、運動不足。雖然睡眠在7小時的人比只睡5小時的人吃得更多，但睡眠不足使人的卡路里代謝效率低下，這是導致體重增加的主要原因。同時，睡眠長期不足令荷爾蒙分泌失衡，食欲大增，睡得少的人因經常進食而令體重增加。

專家提醒正在致力於減肥的女性，要想瘦，其實不用費心費力地去折磨自己，只要保持充足的睡眠，高品質的睡眠就能還你一副窈窕動人的好身材。專家指出，人在睡眠時，體內會釋放出一種特殊的化學物質，這種物質有助於消解脂肪，而且能夠把「飽」的信號傳遞給神經，被業界人士稱作「瘦身素」。睡眠不足可能影響白天幫助消耗熱量的荷爾蒙的分泌，所以每天睡7～8小時更健康。

現在女性瘦身普遍存在一些誤區，如過度節食、只吃蔬果，不吃主食、用營養劑代替正餐、只靠零食充饑、單一的素食。正是因為這樣的錯誤認識，讓很多女性忙於減肥卻是越減越肥。

其實，一個人如果連續兩天平均只睡4個小時，那麼其體內負責饑餓感的荷爾蒙就會增加近一倍，而調節體內脂肪含量和食欲的荷爾蒙就會相對減少。從而造成肥胖，並且不容易消除。

研究表明，人體內血紅蛋白中有一種「瘦蛋白」，它可以降低人們的食欲並影響大腦決定應該吃多少東西。足夠的睡眠會使這種蛋白增加，從而使人們吃更少的食物。研究人員說，其實人們在清醒的時候，往往會更多地加餐進食，從而使本該燃燒的脂肪堆積起來。

## 怎樣吃晚餐既幫助睡眠又減肥

• **適宜睡前進食的蔬菜：**黃瓜、白蘿蔔、韭菜、冬瓜具有促進脂肪類物質更好地進行新陳代謝作用，避免脂肪在皮下堆積，有助於抑制各種食物中的碳水化合物在體內轉化為脂肪。

• **晚飯要吃得少：**有研究表明，晚餐少吃，有助於減少消化器官的壓力，容易入睡。因此，正確的晚餐應該吃七八分飽，以自我感覺不餓但還想吃點時為宜。而且，晚飯吃得少，還有利於減肥。

## 睡眠才是肥胖的眞凶

女人總是想越瘦越好，所以即使一個骨瘦如柴的「紙片人」，依然堅持在瘦身的道路上。女人追求美麗，就像男人追逐成就一般。但是爲什麼現在大多數人都認爲——瘦就是美呢？

如果按照科學的體重計算方式計算，很多人都屬於正常的範圍，和肥胖離著十萬八千里的距離。但是每一個女人都有自己的標準，總是以旁人作爲自己的標準去要求自己，比如某一個公認瘦而美的明星。

男人總是抱怨錢永遠賺不夠，大部分女人抱怨的永遠都是不夠瘦！

造成肥胖的因素很多，比如：甜食、速食、酒精，失業、失戀、失去朋友和親人、饑餓、壓力、憂鬱、狂躁……女人幾乎把肥胖當成這輩子最大的敵人，但是她們忽略了睡眠才是肥胖的眞凶。

睡眠不足不僅會導致人們白天精力不足，影響正常工作和生活，也可以增加饑餓感，因爲睡眠不足影響了人體激素分泌，尤其影響那些與食欲和飽腹感有關的激素——生長激素釋放酶是一種由胃釋放的饑餓信號。研究人員發現，比起睡眠時間達到8小時的人，每晚睡眠僅有5小時的人體內生長激素釋放酶的比例高出15%。失眠還會導致那些抑制高熱量食物攝入的激素分泌水準下降。

每晚睡眠4小時或不足4小時的人群，在碳水化合物的處理上會相對困難一些。在極度疲勞時，體內不僅缺乏每日所需的維持正常呼吸、心跳等基本生理功能的能量，也缺乏燃燒卡路里所需的能量，此時新陳代謝的速度會自動放慢，脂肪乘機堆積。

除了睡得少，不良的睡眠習慣也會讓人在無形中發胖。如果你睡得很晚，即使是很晚才起床，睡眠的時間很長，對減肥也是不利的。因爲錯過了睡眠的黃金時間，導致生理時鐘發生混亂。一方面體內的毒素很難正常的排出體外，另一方面起床晚也會影響一天的新陳代謝，導致生理時鐘延遲發揮作用。這些就是脂肪堆積無法被消解的重要原因之一。

找到肥胖原因，是減肥瘦身的第一步；制定適合自己體質的減肥方式才是瘦身成功的關鍵。

・**如果你是熱性體質**　熱性體質的人通常易流汗，所以一般都不會有水腫問題，但很容易因飲食過量，出現便秘的現象，大量的宿便積存導致腹部肥胖。

熱性體質的人減肥的關鍵在於解決便秘的問題，要在食量方面多加節制，多吃屬涼性而纖維較多的蔬菜，幫助消化，清除毒素，例如：蘑菇和苦瓜。

・**如果你屬於寒性體質**　寒性的人因爲其血液循環不好，所以容易手腳冰冷，但他們卻偏偏不愛多做運動，又怕冷，唯有常常利用食物讓自己身體增加熱量。

要改善這情況，就要先從食物著手，選擇屬熱性的食物，例如：菠菜和洋蔥。平衡體質，繼而配合適量的運動，才可以擁有美好身段。

## 睡覺是為了變瘦

・**腹式呼吸法** 仰臥在床上，在腹部放上1～2公斤的東西，如一本厚2寸的書，然後吸氣，使腹部脹氣，再呼氣，使腹部收縮。每日早晚各一次，每次5～10分鐘，會有意想不到的效果。

・**擺脫壓力困擾** 長時間地承受壓力會使荷爾蒙混亂，刺激脂肪細胞深入腹部，使脂肪堆積，致使體重增加。所以應該有自己的業餘愛好，讓自己每天有10～15分鐘的時間恢復自己的體能，享受其中無窮的樂趣。

・**營造舒適的睡眠環境** 臨睡前最好做一些放鬆的事情，比如簡單運動、按摩、聽舒緩的音樂，保證充足的睡眠，這樣就可以輕鬆地做一個不發胖的「睡美人」了。

# 第5章

# 「裸睡健康法」使家人更親近

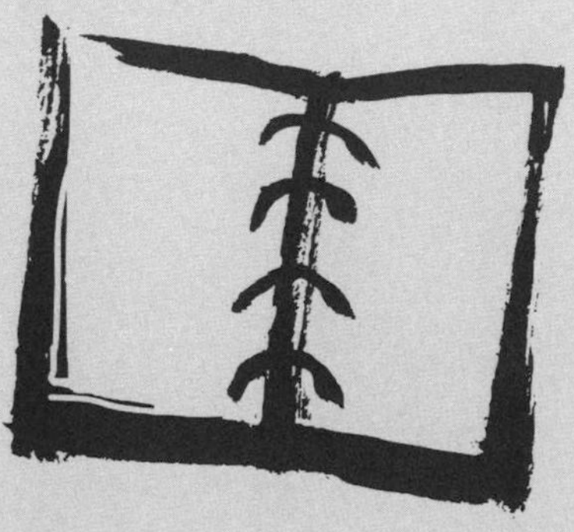

# 透過身體才體會到對方的重要性

有一位實行「裸睡健康法」的老年人告訴我——

「我看妻子的身體已經看了好多年，幾乎已經覺得厭倦了，但是有一天她裸睡時，她的乳房卻突然露出被子外面，觸動了我的回憶，當初讓我覺得著迷的那對乳房已經不復存在了！想到她過去也曾年輕過，而我曾經吸吮她年輕的乳房，我們所生的孩子也曾吸吮過。就這麼日復一日，不知不覺中這對乳房已經走樣了，喔不，我的意思並不是說過去那對乳房才美好，因爲是我使這對乳房成爲今天這個樣子的。當我思及此處，不禁落下淚來，我深深感覺，是我的妻子陪伴著我走過人生的道路，而她的乳房也在時間的流逝中老化，從我看她的乳房以來，我第一次有這種奇妙的感覺，我覺得自己應該更好好的珍惜她才是。」

裸睡時，無論對方身材如何，但因爲能清楚的看到，便會萌生體貼、慰勞的心情，可以說是因彼此的身體而更覺親近吧！

就是這樣的情緒，使夫妻之間的感情更爲密切。

這個軀體從年輕到老化，漸失魅力，因此，拘泥於現在已無意義，重要的是夫妻之間應如何相愛共度餘生。

## 「爸爸的屁屁露出來了！」

根據我的經驗，彼此看到對方裸體的夫妻感情都很好，在家庭中允許裸體四處走動的，家人的感情更爲親密。

雖然這個說法並不很嚴謹，但是我認爲允許裸體四處走動的家庭，並不需要再特別實施什麼性教育。（當然不是完全不必）

如果子女在平常時就有機會看到父母親的裸體，或是看到父母裸體同眠，只要孩子能理解的話，就是一種很好的性教育。

陰莖是什麼？乳房是什麼？陰道又是什麼呢？

如果孩子平常有機會見到裸體，自然會提出各種各樣的疑問——

「啊！爸爸的好大啊！爲什麼只有爸爸有呢？」女兒如此的發問。

這時候只要老實的告訴孩子：「因爲爸爸是男生，所以才有陰莖，我們才能夠生下你啊！」這就是非常自然的性教育了。

「爸爸和媽媽都是裸體睡覺的嗎？」

「對啊！因爲我們感情很好，所以才會裸體抱著睡覺！」

這也是十分良好的性教育。

孩子的性知識正是在這種過程的重複中習得的，不需要太過於擔心，最主要的是父母要大方、要坦白。

如果你的孩子還很小，那麼現在開始正是時候，全家人共同實行「裸睡健康法」，你覺得如何？

只要大人對裸睡沒有偏見，小孩也就不會有偏見，然後再慢慢教他們和性有關的層面上的事情。

孩子在能自然的說出，「爸爸的屁屁露出來了！」這樣的環境中長大，便不會以有色的眼光看待性這個問題。

而如果以孩子的健康方面來考量，那麼「裸睡健康法」更是大有好處。

總之，它能使人睡得安穩，又不易傷風感冒，甚至能治好尿床症。

在健康方面的好處可以說和成人無異，不，甚至可以說比對成人還有效。

不論產熱作用或是排汗量，正在發育中的小孩睡眠時這些作用都比成人激烈，因此他們不需要內褲，更不需要有多餘的壓力，他們才能發育的更快，因此，應該設法讓孩子儘早實行。

## 煽情的氣氛使人更有元氣

對於「裸睡健康法」，有些人表示：「一定要裸睡嗎？我怕妻子不喜歡！」其實這是無需擔心的。

裸睡對女性而言，具有新鮮的吸引力，而且有能製造浪漫煽情的氣氛。

前文提到過的那位「陰道的皮膚更爲強壯」的女性，就是標準的例子。她的性交痛從此消失，當然並不是眞的因爲陰道的皮膚變強壯了，而是自然而然中，潤滑液的分泌量增加。

尤其對面臨了更年期障礙的女性來說，這更是求之不得的好事。

在這段時期，性生活美滿能使這種浪漫的氣氛更加煽情，因此促進了女性荷爾蒙的分泌，對女性的臉色、健康來說都有好處。

女性荷爾蒙如果分泌旺盛，更可使女性常保青春，並且降低更年期的症狀。

但是一般男性在這個時期中，因爲太疲倦又沒有良好的性生活，因而會引起妻子歇斯底里、慾求不滿，甚至生殖器萎縮。

丈夫如果能保持活力，夫妻感情甚至可能會越來越好，做何樂而不爲？

「裸睡健康法」不單是爲了幫助你度過更年期，而且還能幫助妻子減輕更年期的症狀，甚至能使夫妻之間的感情日漸親密。

因此，如果你擔心妻子的反映的話，那麼就向她詳細解釋「裸睡健康法」，我想她一定能接受的。

## 享受刺激

你心中現在應該已經十分清楚，自己是不是想嘗試一下「裸睡健康法」。

不，正確一點說來，可以分爲能實行，以及不能實行這兩種人。

不能實行的人便是自我意識過剩，或者是和妻子之間的關係需要改善，對家庭問題太過憂慮，性意識過於保守、有潔癖，或是對性有心結的人。

這類的人什麼事情都只是光說不練。

不過沒有關係，因爲實行與否是個人的自由，全憑個人意願。

不過，如果你有心要實行這個健康法，千萬不要太著重於「我要更健康」，應該要放鬆心情去實行「裸睡健康法」。

最好你心中根本不要將它視之爲一個「健康法」，而只把它當做是一種「放鬆緊張心情的方法」，或是當做是一種「幫助入睡的方法」等等，依你的需要爲它訂下一個輕鬆的目的。

如果要向妻子推薦的話，也絕不要強迫她，因爲妻子也有她自己的想法。即使妻子表示「我不想實行」，只要你能先實行，使自己更有活力，相信她看了之後，自然而然的便會改變心意了。

如果太太願意和你一同裸睡，那麼就好好享受裸睡帶來的刺激感覺吧！好好享受彼此的裸體。如此一來，你一定會有意外的收穫。

首先，你會非常驚訝的發現，妻子對男性的身體所抱持的好奇心，遠超乎你的想像。事實上，陰莖到底是什麼形狀？陰囊又是什麼？沒有勃起時的陰莖又是什麼樣子？早晨會勃起是怎麼一回事，這些問題對於大部分已和丈夫共同生活多年的女性而言，仍是個謎。

有一位中年女性說她知道丈夫是使用保險套避孕的，但是令人驚訝的是，她竟然從未見過保險套的樣子。

有的女性結婚結了十多年，從未見過丈夫未勃起時的陰莖。

如果妳心中認爲他是，「這種事我才不願讓女人知道呢！」那當然就另當別論，但是，根據我的經驗，越了解男性身體的女性，相對的也就越容易了解男性的心理、性格各方面。（反之亦然，不了解女性身體的男性，便不明白如何在女性面前扮演紳士。）

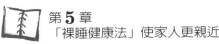

女性和男性的生理構造原本即不同，因此女性無法理解男性的性衝動，有一位女性便是因此而討厭丈夫強求她進行性行爲，但當她和丈夫一起實行「裸睡健康法」之後，她說：「我對男人的看法改觀了，和丈夫之間性的關係也改變了。」

以前她總覺得丈夫脫掉她的睡衣、內褲，強迫她進行性行爲，但當兩人都裸睡之後，卻能很自然的接受丈夫在性方面的需求。

性行爲之後直接入睡會使人覺得更有安全感，也會更專注的享受性。

這才能享受到性所帶來暈陶陶的快感。

我認爲她的改變是因爲在性行爲之前，加入了裸睡做爲前戲所致。

就像之前我們曾討論有一位女性，覺得自己的陰道皮膚因而變得更爲強壯的例子一樣，裸睡使性行爲前兩人心中都充滿了浪漫的氣氛，而且因爲性行爲之後能直接入睡，更使這位女性有安全感，因而能專心的體會性的快感。

這也是「裸睡健康法」的附加價值之一。也許你的妻子也會因爲實行這個方法而有所改變呢！

到時候，你就好好去享受吧！

國家圖書館出版品預行編目資料

怎樣睡最健康：張明玉　主編，初版，新北市，
新視野 New Vision，2023.03
面；　公分 --
ISBN 978-626-96569-7-4（平裝）
1.CST：睡眠 2.CST：健康法

411.77　　111021585

# 怎樣睡最健康

張明玉　主編

出　　版　新視野 New Vision
製　　作　新潮社文化事業有限公司
製 作 人　林郁
電話 02-8666-5711
傳真 02-8666-5833
E-mail：service@xcsbook.com.tw

總 經 銷　聯合發行股份有限公司
新北市新店區寶橋路 235 巷 6 弄 6 號 2F
電話 02-2917-8022
傳真 02-2915-6275

印前作業　東豪印刷事業有限公司
印刷作業　福霖印刷有限公司

初版一刷　2023 年 5 月